# アスペルガー症候群のぼくが
# アイドルオタクになって
# 救われた話

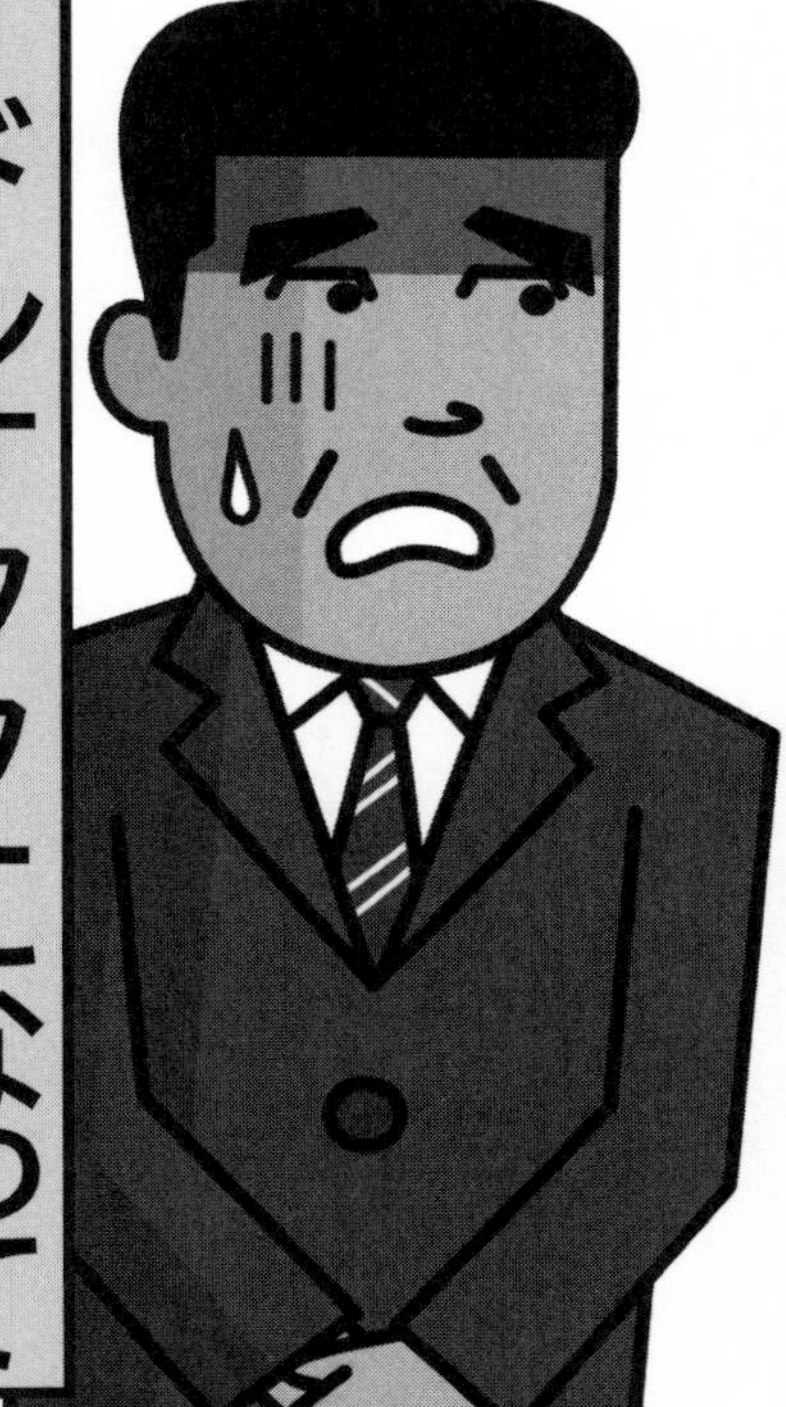

権田真吾

56歳
派遣社員

TETSUJINSYA

# はじめに

ぼくは「アスペルガー症候群」という発達障害の当事者である。生まれた時から障害を抱えていたが、最初は自分も周囲の人間もそれに気付かず、大人になってから、発達障害者であることがわかった。この体験を元に「ぼくはアスペルガー症候群」（二〇一四年、彩図社刊）という書籍も書かせていただいた。

二〇一四年の出版当時と今が違うのは、アスペルガー症候群という呼び方があまり使われなくなったことだ。現在の診断名は自閉症スペクトラム障害（ＡＳＤ）になっている。これは「自閉症」「広汎性発達障害」「アスペルガー症候群」などを統合して「自閉症スペクトラム障害」とする診断名が一般的になってきたからだ。

しかしぼくはあえてこの本で「アスペルガー症候群」という呼び方を使うことにした。ぼくが診断された当時はその呼称だったので、文章上、アスペルガー症候群の方がしっくりくるからだ。決して、自閉症スペクトラム障害が正式な診断名だと知らないわけではないことを、最初にお伝えさせていただきたい。

前提がわかったところで、ぼくという人間を紹介しながら、アスペルガー症候群は、どんな障害でどういった問題があるのか、具体的に説明しよう。断っておくが、これはあくまでぼくの事例である。アスペルガー症候群には共通項的な特性がある一方で、人によってあったりなかったりする特性もある。それこそ、百人いたら百通りの特性の組み合わせがあると言われていることを念頭においてほしい。

まず、「場の空気が読めない」、言い換えると「他人の気持ちが想像しにくい」特性がある。例えば、会社で同じ部署のメンバがアタフタと仕事に追われているのに、昼食の時間になったからと無言で席を外すような行動に出てしまう。目の前で起こっていることに対して、何をなすべきかという判断よりも、お昼休みだからご飯に行こうと単純に考えてしまう。

また、そうした行動を取ることで、上司や同僚がどういった気持ちになるのか、想像できないため、悪びれた様子も感じられない。ぼくが一人で食事に行ったら周囲の人間が「忙しいのにアイツは何もしない」といった不快感を抱く可能性があるだろうことを、事前に予測できないのだ。

「自分はルール通りに動いただけ。何が悪いの?」といった具合である。

仮にもし、周囲の気持ちが想像できているのであれば、普通なら「何かできることがあれば、手伝います」と申し出るものだが、考えが及ばない。一度や二度ならまだしも、毎回こういうことが続くと、周囲から疎んじられ、孤立していく。場の空気が読めない人間として、相手にされなくなってしまうのだ。

次に、言葉を字義通りにとらえる傾向が強いケースがある。例えば、社交辞令で「ウチの近くに来ることがあったら立ち寄ってね」と会社の同僚から声をかけられることがあるが、アスペルガー症候群の当事者は本当にその人の自宅に立ち寄ってしまう(しかも、事前連絡なしでやってくることがままある)。つまり、本音と建前という、物事には二つの意味があるということを理解するのが難しいのだ。

相手からは「話が通じない人」と思われ、ギクシャクした関係になりやすい。

対人関係が苦手なことも挙げられる。アスペルガー症候群の当事者は、人間関係の構築に困難さを抱えているため、他人とトラブルが起きることが多いぶん、対人緊張が概して強く、集団生活で心身が摩耗しやすい。他人と会話をするのがそもそも苦手なので、ストレスに感じるのだ。このあたりは、本書の中で詳しいエピソードが出てくるので、ぜひ読んで頂きたい。

独特のこだわりがあるのも見逃せない。例えば、本を読んで得た知識で、得心した内容を妄信する傾向がある。大学時代のこだわりとしては、「レストランで食事をする際、店員に用事がある時は手を挙げて合図する」と書かれていたのを「これがスタンダードだ」と思い込んでいた。見方を変えれば、それ以外の店員の呼び方は許せなかったのだ。

これがトラブルに発展した。大学を卒業して最初に入った会社は某大手総合商社系列のIT企業だったが、いっしょに食事に行った管理職が、レストランで店員を大声で呼びつけたのを見て、呆れてしまった。くだんの上司は親会社からの出向者だった。いわゆる一流企業の商社マンだった。

「商社マンはスマートで礼儀正しい」という思いが一気に打ち砕かれ、以後、その上司とは一切食事に行かなくなった（今では、世間にはいろいろな人がいると割り切れそうだが、当時はどうしても許せなかった。その手の輩と同類とみなされるのは不本意という意識もあったと思う）。上司にしてみたら、何が原因で自分との食事を断るようになったのか、理解不能だったに違いない。こうして他人との溝が深まっていく。

他にも、手先が異常なほど不器用という傾向がある。子供のころは家庭科の宿題などは親に手伝ってもらっていたし、社会人になってからは、印刷した資料をじゃばら折りにしてきれいにまとめるのが苦手だった。健常者でも不器用な人はいると思うが、ぼくの場合は練習によっての改善が難しく、恐らく一生涯、器用になることがないのだ。

空間認知に難があり、はじめて行く場所に地図やスマホのアプリを使っても、なかなかたどり着けないといった問題点も抱えている。手先の不器用さや空間認知の弱さは当事者でも個人差が大きく、健常者並みに対応できる人もいるのだが、ぼくの場合は、いずれもまったくできないのだ。このようにひと口にアスペルガー症候群といっても、当事者によって差がある部分も多いのである（さらに特性の程度にも個人差がある）。

いきなり、悪い面を列挙したが、いい面もある。

興味を持ったことはものすごい勢いで習得することができる。今から二十年以上前、夜間の専門学校に半年通って、行政書士試験に一発合格したことがある。法学部出身でもなく、法律関係の仕事をしていたわけでもないのに、ふとしたことから、法律に興味が沸いて、勉強を始めたらこの結果だ。集中力も高く、粘り強さにも自信がある。

ここまで書いていくと、得意なことと不得意なことの差が大きいのではないかと感じられた読者の方も多いと思う。まったくその通りで、上司や同僚からは「仕事をえり好みしている」「手抜きグセがある」と思われていたようだ。法律の難しい条文が理解できるのに、簡単な仕事がまったくできないのだから、当然と言えば当然だ。

ざっと、アスペルガー症候群の概略を説明してきたが、実はこの障害の原因は現在でもよくわかっていない。脳のある部分の機能不全であることはほぼ間違いないようだが、どの部分にどんな問題点があるのかは解明されていない。ゆえに現代医学でも完治させることは困難だ。そのため、治すのではなく、治療教育（療育と呼ぶこともある）で、社会性を身につける訓練が行われている。ＳＳＴという一種のロールプレイングで他者の気持ちを理解したり、適切な言葉づかいを学ぶ手法もその一つだ。

ただし、効果は個人差がかなり大きい。格段にコミュニケーション能力が向上する人もいれば、ほぼ効果がない人もいる（差異が出る原因もはっきりしていない）。本書では、ぼくがＳＳＴを受けた経験も記しているので、具体的にどんなことが行われるのかは、読んでいただければおわかりになるだろう。

アスペルガー症候群をはじめとした発達障害が世間で認知されるようになったのは二十一世紀に入ってからだ。テレビや雑誌などのメディアでも取り上げられ、診断できる病院が増えてきて、様々な情報が得られるようになったのもここ十七、八年くらいのことである。

それ以前は診断はおろか、その手の情報を得る機会もほとんどなかった。アスペルガー症候群の当事者が身の周りにいて、行動や言動に違和感があったとしても、それを発達障害に結びつけることは困難だったのだ。詳しくは本編に譲るが、ぼくがこの障害に気付くのに時間がかかったのはそのためである。

アスペルガー症候群の当事者であるぼくは社会に出てから健常者ではまず考えられないレベルの苦難に遭遇する。健常者だと思われている時は、場の空気が読めず、仕事でミスをすることに対して、上司から執拗な叱責を受けたし、発達障害者であることがわかってからは、心無い差別を受け、社会から疎外された。そのたびに何度も心が折れそうになったが、そんなぼくを救ってくれたのが、アイドルの存在である。

五十歳の時にAKB48に出会ったことで、ぼくは仕事のつらさを忘れて、少しだけ気持ちを楽にして生きられるようになった。

あれから六年、五六歳になった今でも48グループ大好きのオジサンだが、そんなぼくの人生をアイドルとの関わりを交えて、つづっていく。

# アスペルガー症候群のぼくがアイドルオタクになって救われた話

目次

## 一章　発達障害者として生まれて



## 二章　社会人

本書では、一般的ではない表現を用いている箇所があります。

例　メンバー　⇩　メンバ

　　エントリー　⇩　エントリ

通常であれば校正の段階で表現を変えた方が読みやすいのですが、いずれも著者が身を置く環境で日常的に使われている言葉であるため、そのまま掲載することにしました。（編集部）

# 一章

# 発達障害者として生まれて

# 健常者として育てられた「生い立ち」

ぼくは一九六七年（昭和四二年）十月、広告代理店勤務の父と専業主婦の母との間に、長男として、兵庫県で生まれた。親の愛にも恵まれてすくすく育ったぼくだが、一つだけ変わっていた点があった。アスペルガー症候群という発達障害を抱えていたのだ。

アスペルガー症候群は主に人間関係の構築に困難さを抱えている障害である。詳細は「はじめに」をご覧いただくとして、この障害の大きな特徴の一つは、知能や言語の習得には問題がなく、身体能力も健常者と変わらないことである。つまり、見た目からは発達障害者だと判断できないのだ。

実際、当時のぼくは発達障害を抱えていることがわからず、大人になるまで健常者として生きることになった。性格が変わっていたため、周囲は違和感を覚えていただろうが、それが発達障害によるものだとは誰一人、気付かなかったのである。この点については、追い追い触れていくことになるだろう。

時間を戻そう。兄弟は二歳違いの妹が一人。アニメのドラえもんに出てくる「ドラミちゃん」のような妹で、兄であるぼくの面倒をよくみてくれるしっかり者だった。恐らく当時の彼女も、ぼくが「変わった性格」の持ち主であると思いながらも、ごく普通に接してくれていたのだろう。感謝である。

ぼくと正反対の性格、活発で男の子のような一面を彼女は持っていた。虫を捕まえるのも平気で、外で元気に遊んでいた。明るい性格の妹と、やや暗めの兄。社交的な妹と、家でこもりがちな内向的な兄。ぼくと彼女は何から何まで違っていた。

振り返れば、家庭科の宿題は彼女によく手伝ってもらったし、中学・高校の学生時代はファッションやヘアスタイルについて、彼女にアドバイスを求めていたくらいだから、ぼく自身、彼女のことは頼りにしていたのだと思う。アスペルガー症候群の当事者にとって、家族による理解は想像以上に大事なのだ。

一九七三年（昭和四十八年）に地元の公立幼稚園に入園。友達と遊ぶよりも一人で図鑑を見るのが好きなおとなしい子どもだった。このぐらいの年ごろは、言葉を覚えて、集団行動が楽しい時期だから、彼らの誘いを断って、一人きりで遊んでいるのは、はたから見ても少し違和感があったはずだった。心配もされていたかもしれない。

ぼくとしては、友達を避けていたわけではないが、一人で過ごすのが当時から好きだったのだろう。彼らと遊ぶよりも、単純に一人でいた方が楽しかったから、集団に交じることをしなかったのだ。一人の時間を好むのもアスペルガー症候群の特性なので、この頃からその一端を垣間見ることができたと思う。

一九七四年（昭和四十九年）に幼稚園を卒園して、地元にある公立小学校に入学した。当時は担任の先生が手を焼くほど短気で、二年生の時は友達にちょっとからかわれると、机の両端を持ってガタガタ鳴らし、怒りを抑えていたそうだ（後年、当時の担任の先生から直接話を聞くことができた）。

すぐ、友達とケンカになるので、教卓の横に机を置かれて、数カ月を過ごした。アスペルガー症候群の子供は、自分の思い通りにならなかったり、自分の意にそぐわないことをされると、耐えられず、エキセントリックになることもあるので（特に子供の頃は言葉で気持ちを伝えるのが下手なので、自分の感情をどう処理していいかわからず、パニックに陥る）、それに近い状態だった可能性はある。

ただ、ドッヂボールが得意で、それが縁で、少しずつ友達とうち解けていった。子供のころは誰しもわがままで、お互い感情をむき出しにしてぶつかり合うぶん、ぼくの変わった性格もあまり目立たなかったのだろう。アスペルガー症候群の当事者は、変わった性格で目を付けられ、イジメのターゲットにされることも多いようだから、ぼくの場合は助かったと言えるのかもしれない。

続いて、習い事の話をしよう。小学校一年生からスイミングスクール、小学校四年生から英会話教室に通った。何気ないエピソードではあるが、アスペルガー症候群には興味のあることにのめり込む特性があり、その芽のようなものが読み取れるだろう。

スイミングスクールは最初、プールサイドに腰かけてバタ足の練習からスタート、その後、腰にヘルパーを付けて泳ぐ練習、それができるようになると、クロールや背泳ぎなどの基本動作を教わった。当時は今と違って、スパルタ教育の名残りが強く、できがよくないと、コーチにビート板で頭をたたかれることがよくあった（今なら暴力行為、パワハラとして、処分されてもおかしくないが、当時はそれが普通だった）。

クロール、背泳ぎ、バタフライ、平泳ぎをすべてマスター、さらにクイックターン（壁の手前で体を反転させて壁を蹴り、泳ぐ方向を変える技術のこと）もできるようになると、スイミングスクールのクラス対抗イベントに出場する資格が与えられた。運動は比較的よくできた。

ただ小さな挫折も味わった。ぼくは平泳ぎの選手になりたかったが、指導を受けていたコーチの勧めで背泳ぎの選手になった。やがて、クラブチーム対抗のマイナーな大会にスクールの代表で出るようになり、時々、入賞できるようになった。水泳は中学卒業まで続けることになる。

英会話教室は母の知り合いであるドイツ人の女性が自宅を開放して教室を開いていた。最初は四〜五名のグループレッスンだったのだが、やがて、個人レッスンを受けるようになった。日本昔ばなしに出てくる短い物語を英訳して、それを授業で話して、質疑応答を受けるというものだった。辞書を頼りに何時間も英文と格闘したのを今でも鮮明に覚えている。自宅から電車とバスを乗り継いで一時間以上かけて、週一回通う生活を中学卒業まで続けた。

話はがらりと変わるが、ぼくには吃音（いわゆる「どもり」である）というハンディもある。普段は普通にしゃべれているのに、緊張をおぼえた途端、「こ、こ、こ、こんにちは」といった具合に、言葉の頭が重なってしまうのだ（連発という）。国語の音読で言葉がスムーズに出なくて、教室で大笑いされたこともあった。当時は恥ずかしくて、なぜ自分はどもってしまうのかと、死にそうなほど悩んだ。

親とも相談して、吃音の原因を調べた。病院なども探したように思う。ただ、結果的にはどちらもわからなかった。当時の医学では、吃音の原因はよくわかっておらず、これといった医療機関なども見つけられなかったのだ。ぼくは、自然に治るのを待つしかないとの結論にいたった（現実に自然に治るケースもある）。

のちに社会人になってから吃音者の自助グループ（同じ悩みを持つ者同士が集まり、相互に助け合うグループ）に参加して、多くの吃音の当事者が似たような経験をしていることがわかった。吃音の背景には、障害の特性が関係していたと知り、全くの原因不明よりは少し気が楽になった。

だが、吃音の根本的な原因については今でもよくわかっていない。民間の吃音矯正所もあり、一定の成果をあげているところもあるが、万人向けのものはなく、効果がなくて退所したという話も珍しくないようだ。これについては後で詳しく記す。

小学校六年生になると、クラスのリーダー的な存在になる。アスペルガー症候群特有の歯に衣着せぬ物言いで、周囲とぶつかることもよくあった。他人の気持ちを想像することが難しく、思ったことをストレートに言ってしまうので、普通なら気を遣うであろうデリケートなこともズケズケと言い、相手を怒らせてしまうのだ。

ぼくとしては悪気はないのだが、相手にしてみたら、なんでそこまで言われなければならないんだ？　となるのだろう。こうした意識のすれ違いで、人間関係が悪くなってしまうのが、この障害の最も大変な部分の一つだ。特に大人になってからだと、「場の空気が読めない」異様な人間だと思われてトラブルの元になる。これで苦労する。

似たようなことは勉強でもあった。

社会科の授業で「今後、地下鉄と路面電車、どちらが発展すると思いますか?」という担任の先生の発問に対して、ほとんどの友達が「地下鉄」と答えているのに「地下はいずれ掘れなくなるし、地下水が湧き出して、工事が難航することが増えるはず。そうなると、路面電車が優位になる」と自説を展開した。もちろん、正解は「地下鉄」なのだが、この際、それはどうでもいい。

問題はぼくが先生から間違いを指摘されても、一向に折れなかったことなのだ。通常は自分一人だけが間違っていたら、周りに合せて自分の意見を取り下げるものなのに、アスペルガー症候群の特性で場の空気が読めないぼくは、お構いなし。結果、授業はまったく進まず、先生もついにはあきらめ、「じゃあ、この問題はこれで終わりにしましょう」と、議論を打ち切ってしまった。異様なこだわりである。

百歩譲って、小学校の授業ならこれでも許されるが、社会に出てこんな調子では上司に叱責され、改善されないようなら、失職もあり得る。今から振り返れば、アスペルガー症候群の特性に起因すると思われるふるまいを当時からしていたのである。

そう、自説にこだわるあまり、周囲とトラブルになりやすいのだ。

# 頑固でこだわりの強い中学生になる

一九八〇年（昭和五十五年）四月に中学校生活をスタートさせた。ぼくが入学した中学校は自宅から歩いて十五分程度のところにある公立校なのだが、この年代では、小学時代と違って、人間関係の作り方が成熟するようになってくる。アスペルガー症候群の特性もあり、人間関係の構築に困難さを抱えるぼくは周囲に馴染むのに苦労した。

複数の小学校から生徒が集まっていたこともあり、ウマの合わないヤツも多かった。彼らにとっては、他人の気持ちを想像するのが難しく、思ったことをストレートに口にするため、ズケズケと物を言ってくるぼくの方こそいけ好かないタイプだったのかもしれないが、当のぼくは自分に原因があるなどとは夢にも思っていないのだ。

また、小学校時代には考えられなかったイタズラをする手合いもいた。中学生くらいの年齢特有の残酷さもあるのか、周囲から浮き気味のぼくに対して、ちょっかいを出すのに仄暗い楽しさを覚えていたようだ。筆箱に毛虫を入れられた時はさすがに頭に来て、相手に飛びかかりそうになり、先生に止められたこともあるくらいだ。

コイツらはなぜこんなに幼稚なことをするのか、頭が悪いのか。小学校のおだやかな雰囲気が当たり前だったぼくはとにかく「カルチャーショック」の毎日で、クラスの友達とトラブルが絶えず、担任の先生だけでなく、学年主任と呼ばれるベテランの先生にもよく指導室で注意を受けた。完全に問題児扱いである。

部活は最初、英語研究部に入部した。個人的に英会話を習っていたので、英語に興味があり、入部したが、部員同士の仲が悪く、一年生の三学期で退部、二年生からは陸上競技部に入った。これが転機になった。

小学生の頃から、長距離走が得意で、体育のマラソンではいつも先頭を走っていた。才能もあったのだろう。来る日も来る日も練習を重ねるうち、三千メートル走の選手として、頭角を現し、市内の大会でたびたび入賞するようになっていった。自然とぼくは活発になった。

こうなると、必然的に体育祭では一人で何種目も出ることになる。二年生の時には二百メートル、千五百メートルの個人種目にクラス対抗リレー、男女混合リレー、綱引きにまで出た。競技が終わると疲れ果てて、肩で息をしていた。

体育祭では思い出深いエピソードがある。当時、クラス対抗得点でライバルクラスと同点で優勝を分け合った。ライバルクラスにもぼくと同じように複数種目に出て、クラスをけん引した男がいた。野球部のレギュラーで、小学校時代は同じクラス、当時から運動神経は抜群だった。

表彰式ではトロフィーを受け取る段階で、校長先生の前に二人で並んだ。どちらが受け取るか決まってなかったので、ぼくは彼の手をひじで軽くたたき、トロフィーの受け取りを促した。彼はうれしそうにトロフィーを受け取った。

後で母から聞いた話では、この様子を見ていた彼の母親から「権田さん、ありがとう。息子、喜んでいるわ」と観覧席で声をかけられたそうだ。彼の健闘をたたえ、大役を譲ったのだが、年齢の割に大人びていた生徒だったのだろう。アスペルガー症候群の当事者は、自分中心に行動してしまうことが多いだけで、決して精神年齢が幼いわけではないのだ。

もう一つエピソードを紹介しよう。体育祭のフィナーレは定番の「オクラホマミキサー」というフォークダンス（男女がペアを変えながら手をつないで踊る）だった。

同じクラスに男子生徒だれもが憧れる女子生徒がいた。ぼくも彼女の番が回ってくるのを楽しみにしていた。たぶん好きだったのだと思う。当たり前の話、発達障害者でも異性に興味はあるのだ。

でも、いざ順番が回ってくると、緊張して手をつなげない。「権田君、ちゃんと私を見て！　手を握って！」と彼女に言われて、我に返ったくらいだ。アスペルガー症候群の特性で普段は自分中心に振舞うぼくでも、こういうところはフツウの中学生だった。

生徒会役員にも立候補して、当選。ここまではよかったが、会議でふざけた発言をした委員に暴言を吐いたり、小突いたりするなどの行為が目立ち、役員としての評判は決してよくなかった。腹が立って思わず、手や口が出てしまった。

今から振り返れば、ぼくの中には「人間、かくあるべし」という強いこだわりがあり、それに反する人を許すことができなかったのだろう。役員は皆の規範になる立場、会議中にふざけた態度を取るべきではないとの強い思い込みがあったのだ。

〈あんなヤツは役員失格だよ。ちょっとこらしめた方がいいよ〉

このように自分の価値観を相手に押しつけてしまいがちなのも、アスペルガー症候群の特性と考えられる。

勉強の話もしておこう。ぼくは英語や社会は得意だったが、技術家庭や美術はさっぱりダメだった（アスペルガー症候群の特性で、手先が異常なほど不器用なのである）。家庭科でエプロンを作った時は一人で対応できず、母と妹に手伝ってもらって何とか提出にこぎつけた。当然、成績はよくない。

「勉強は権田にかなわないけど、手先の器用さならオマエに負けないぜ！」と公言するクラスメイトも少なからずいた。「ウン、それは認めるよ」とぼくも否定しなかった。アスペルガー症候群の特性で、思ったことをストレートに言ってしまうため、へりくだるという発想がないのだ。

でも、得手不得手があることで、余分な妬みを買うことなく、平穏に暮らせた一面はある。生徒会役員で、運動もできるぼくが、無神経にズケズケものを言っていたら、誰かから目を付けられそうなところを、弱い部分があることで何となく受け入れやすくなった、とでも言おうか。そうでなくとも人間、誰しも苦手なことの一つや二つはあるものだ。まして発達障害の当事者ならなおさらである。

三年生になると、不良グループが各クラスに出現した。当時はヤンキー文化の全盛期、全国各地で校内暴力が起きていた。関西圏というやや気性の荒い土地柄もあってか、わが校もご多分に漏れず、学内は荒れに荒れていたのだ。授業が成り立たないケースも出てきて、水泳大会が中止になった。

体育祭でも事件が起こった。ぼくが出場した一五〇〇メートル走で、ぼくの進路をふさごうと、不良グループ数人が横一列に並んで手をつなぐという暴挙に出た。ぼくは慌てて、トラックを大回りして、それを回避した。中学生のたわいのないいたずら、では済まされなかった。

保護者や地域の人が見ている前でこの事件は起きてしまった。さすがにこれはまずいということになり、翌年からこの手の個人種目は体育祭から消えたそうだ。当事者が後で先生方に厳しく注意されたのは言うまでもないが、彼らは右から左に聞き流していたことだろう。それほど当時の不良は手が付けられなかった。

この話には後日談がある。ある時、朝の登校時に不良グループのリーダー格の男と遭遇した。普段はまったく付き合いがないのに、なぜか突然、向こうから話しかけてきたのだ。もちろん、体育祭の因縁の相手である。

「権田、昨日の阪神の試合見たか？　あれはないよな？」

「ああ、タイガースのコーチが審判の判定に腹を立て、暴力振るって、退場させられたな。気持ちはわかるけど、暴力はよくないな」

「オレもそう思う」

リーダー格の男と下足箱近辺まで、プロ野球の話をしていた。このことは学年の話題になった。校舎からこの様子を見ていた連中が、不良グループのリーダーと対等に渡り合うなんて、アイツ度胸あるな、と騒ぎ出したのだ。

ただ、ぼくに度胸はなかった。もっと言えば、何も考えていなかった。アスペルガー症候群の特性により、受身な傾向もあるぼくは、いくら不良グループのメンバとはいえ、相手から話しかけてきているのを無視するのはよくないと思い、話に付き合ったまでである。

## 陸上に熱中し、アイドルにハマった高校生活

一九八三年（昭和五十八年）四月、ぼくは中学時代から進学を希望していた地元の公立高校に入学した。高校生ともなればみな精神的にもほとんど大人なので、ぼくにちょっかいを出すような連中は少なくなった反面、周囲からは相変わらず「変わったヤツ」だと思われていたに違いない。取柄はやはり運動神経が良いことだった。

陸上競技部に入部、長距離選手として、一年生から試合に出ていた。五千メートルの選手だったが、一年の時はこれといった成績を残していない。地区の新人戦で六位に入賞したくらいしか記憶にない（アスペルガー症候群の特性で、こんな言い方しかできないのである。ご容赦を）。

翌年、某国立大学・体育学部卒の新人教師が赴任してきた。八百メートル、千五百メートルといった中距離種目で、インターハイやインターカレッジでも活躍したエリートだった。この先生が陸上部の顧問に就任したことで、ぼくは自然とタイムも速くなるだろうと大きな

期待を寄せていた。

ダメだった。先生の指導は理論的かつ厳格で、ぼくは指導内容がまったく理解できず、やがて心因性のじんましんに悩まされるようになった。指導自体はすばらしいはずなのに、それがわからない自分が不甲斐なく、ストレスが溜まってしまったのだ。体中に赤いぶつぶつができて、かゆくてかゆくて仕方なく、つい爪でひっかいてしまった。

近所の皮膚科を受診したところ、トレーニングはいくらやっても構わないので、毎日、お風呂に入ること、食べ物の好き嫌いをしないことでいずれ回復するという診断を受け、服薬もしながらアドバイスを守っているうち、半年ほどで回復した。

のちに社会人になってから、会社での人間関係と仕事のストレスが原因で自律神経失調症とうつ病にかかるぼくだが、思えば、精神的なストレスが原因で肉体に不調が現れたのは、この時が初めてだったかもしれない。


三年生になると、ようやく先生の指導が理解できるようになり、ぼくはメキメキと力をつけていった。なんと、インターハイの県予選で、五千メートル、三千メートル障害で決勝に進出したのだ。結果は敗退だったけれど、ここまで来れただけでも凄いことだった。秋には全国高校混成大会の一万メートルに兵庫県代表の一人として、出場した（結果は四十五位と

1985年10月の記録会(10000m)。試合前は緊張していたが(上写真)、いざ始まると全力で走った(下写真、先頭集団の一番左がぼく)

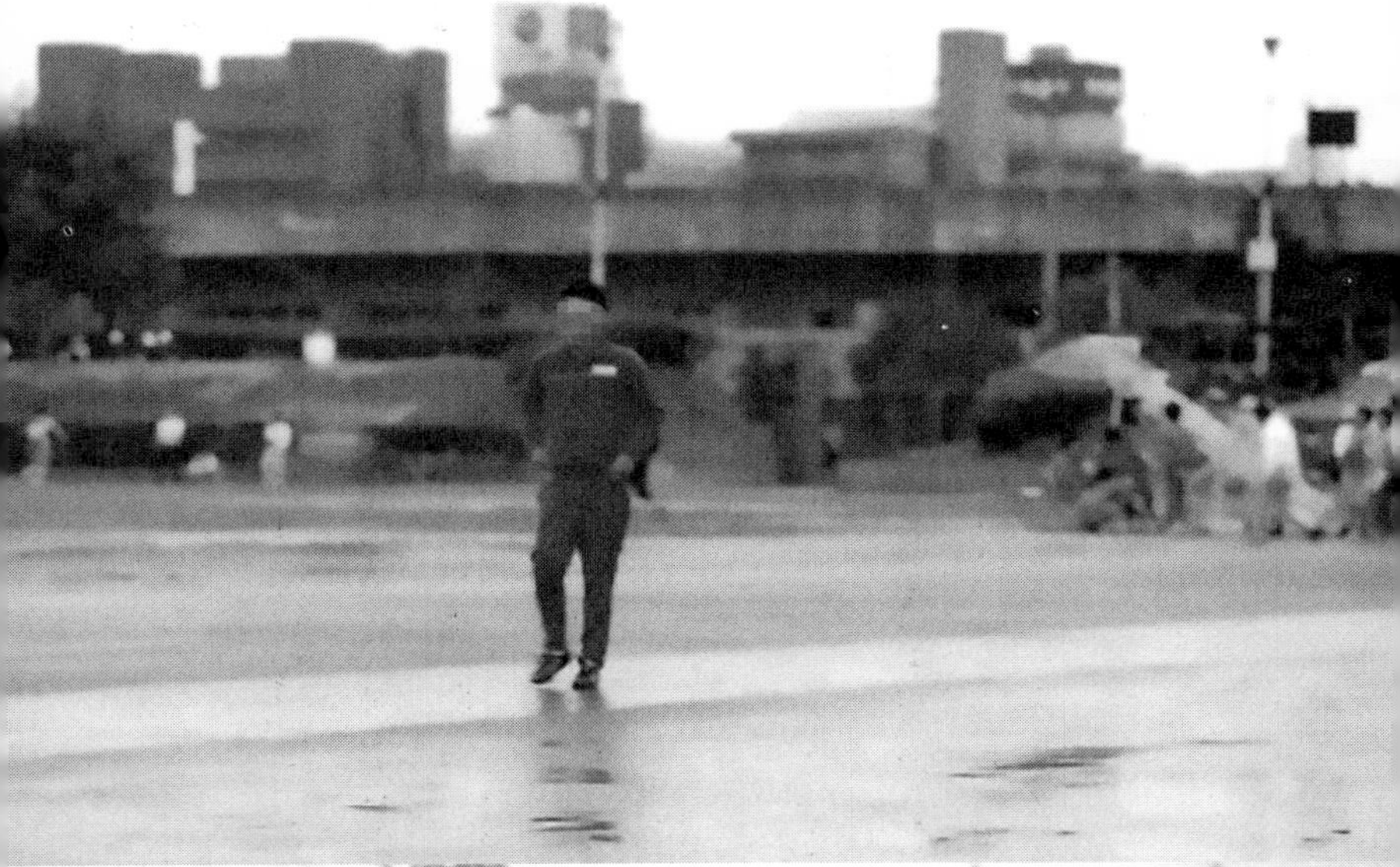

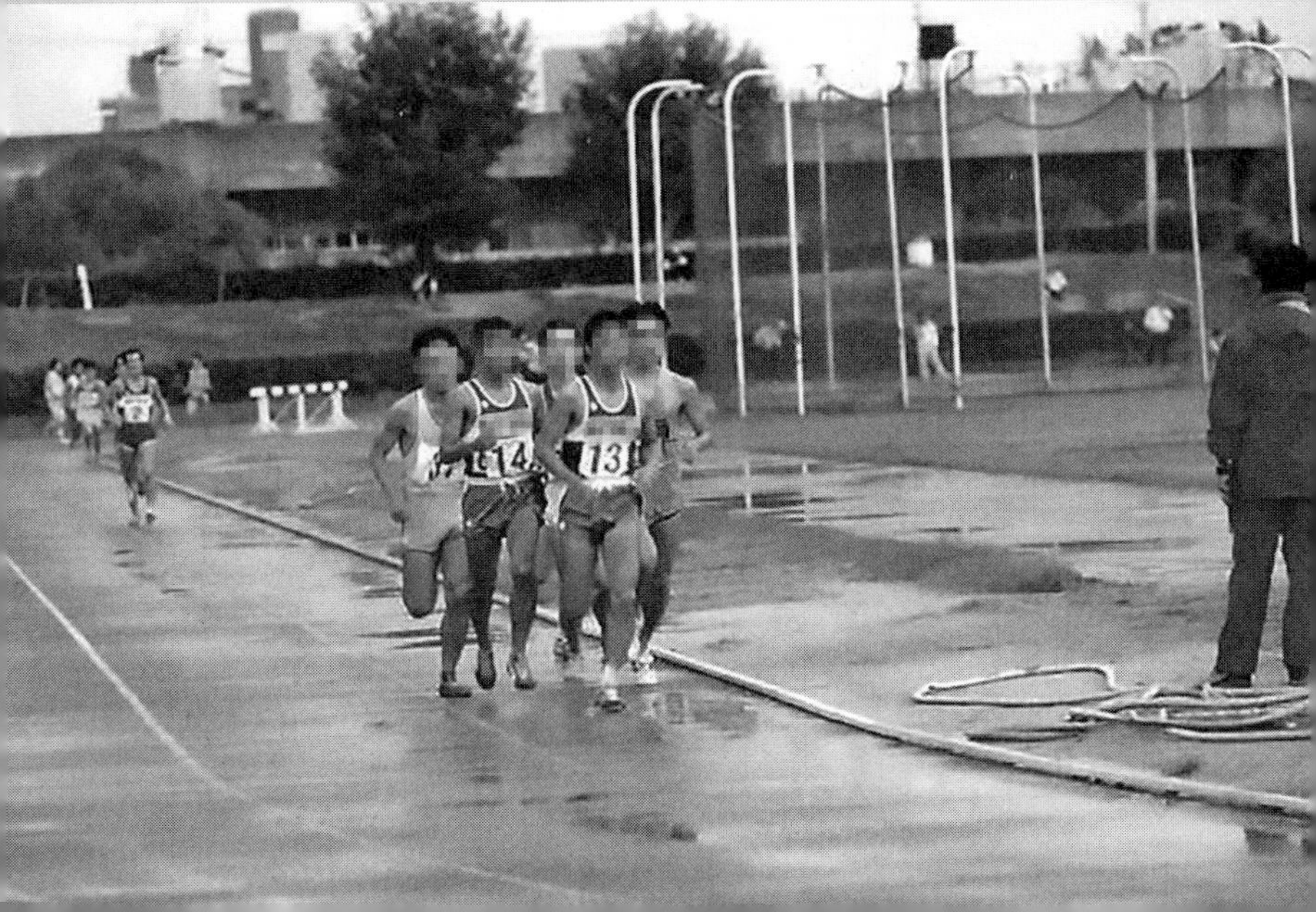

惨敗）。

快進撃は続く。その年の全国高校ランキングベスト一〇〇に五千メートルでほぼ末席ながらランクインするまでになった。大事なところなので繰り返すと、全国で百位以内の選手である。自然とぼくは関西圏でも有望な選手として注目を集めるようになり、学校には大学の陸上部のスカウトも現れた。

実際、複数の大学からスポーツ推薦での進学を打診されたが、すべて辞退した。ある大学は二部（夜間）への進学だったこと、またある大学は好きな勉強ができる学部の推薦がなかったことがネックになった。夜間の大学には行く気がなかったし、そもそもやりたくもない勉強をしてまで、推薦にこだわりたくはなかった。

加えて、選手としては故障がち（負荷をかけすぎると、すぐにアキレス腱痛になった）で決して丈夫とは言えなかったことも、ぼくの中では大きかった。陸上だけで大学に行って、怪我をして走れなくなった場合、残りの学生生活にも不安を覚えたのだ。これらを総合的に判断して、一般入試での進学を目ざしたが、結果は全敗。浪人が確定した。まあ、仕方ない。

少し話を急ぎ過ぎた。時間を戻そう。

高校では理科や数学といった理系科目に苦しんだ。ギリギリの成績で単位を拾うのが精一杯で、早々に文系志望になった。ただ、歴史が大好きで、大学に進学するなら歴史を勉強したいと漫然と思っていた。

地元の接骨院で治療を受けていた時に神戸市内にあるK大学の陸上競技部の方とお話する機会を得たのは、そんなある日のこと。歴史が好きなことを話したところ、「それならウチの〇〇学部に歴史専攻コースがあるからそこにおいで。かわいい女の子もいっぱいいるぞ!」と進学を勧めてくださった。受身なぼくは、K大学を第一志望として、いくつかの大学を受験した。

しかし結果は失敗、ぼくは一年間の浪人生活を送った後、K大学(阪神間では地元の資産家が通う坊ちゃん大学で有名である)に進学したのだが、実はこの予備校時代にも思い出深いエピソードがある。もう一度、時間を巻き戻そう。

一九八六年(昭和六十一年)三月、無事に高校を卒業、その年の四月から大阪府内にある大手予備校の私立文系進学コースに通いだした。一番下のクラスに入ったが、アスペルガー症候群特有の粘り強さから、一日八時間の勉強をコツコツ続け、高校時代の遅れを徐々に取り戻していった。

そのかいあって、現役時代に第一志望だったK大学は滑り止め同然にできるところまで、成績を伸ばしたが、ここで不測の事態が起きた。思惑どおりK大学を滑り止めにして、いくつか本命の大学を受験したところ、入試本番で思うような結果が出ず、結局、K大学へ進むことになったのだ。悲しいような、嬉しいような、なんとも複雑な気分だった。

そろそろアイドルの話をしよう。

高校時代は地元ラジオ局の音楽番組にリクエストはがきをよく書いていた。リクエストはがきに簡単な文章を添えて送ると、DJが曲をかけてくれたり、時には文章を読んでくれることがあったのだ。国語の成績はごく普通だったが、全文を紹介されることもあるくらいだったから、文章はわりと得意な方だと思う。

当時は中森明菜が大好きだった。彼女のルックスや歌声はもちろん、曲に出てくる人物像に共感していたのだ。同世代の松田聖子の曲に出てくる人物はキラキラしたサクセスストーリーの主人公っぽい感じなのに対し、中森明菜のそれはどこか影のある、クセのありそうな人物である。ぼく自身、アスリートとしては一定の成功を収めたものの、学業は決して順風満帆ではなかった。そんな自分と彼女の曲を重ね合わせた。

倉沢淳美（わらべという当時人気だったアイドルユニットのメンバ）もお気に入りで、母に頼んで、彼女のコンサートのチケットを買ってきてもらい、高校三年生、十七歳にしてはじめて、アイドル歌手のコンサートに参加した。

当時の年号は「昭和」である。ハッピにハチマキ姿のお兄さん（コワモテのヤンキータイプが多かった）がいて、野太い声で声援を送り、曲に合わせてジャンプする行為を繰り返していた。いわゆる「昭和のアイドルイベントの現場」にぼくは足を踏み入れたのだ。その日は興奮のあまり、ほとんど一睡もできなかったことを記憶している。

予備校時代の息抜きは「夕やけニャンニャン」という夕方五時から放送されていたバラエティ番組を見ることだった。いつしか、この番組に出ていた「おニャン子クラブ」というアイドルグループのファンになり、ファンクラブにも入会した。コンサートにも参加している。最初は高井麻巳子さん（現在は作詞家・秋元康氏の奥様）のファンだったが、気づいたら生稲晃子さんのファンに鞍替えしていた。

おニャン子クラブのファンをやっていた時はシングル曲はもちろん、アルバムに収録されている曲やソロデビューしていたメンバの曲もほぼフルサイズそらんじていた。平たく言えば、ほぼ全ての曲の歌詞を丸暗記していたのである。コンサート会場で声援を送る時、曲の合間の合の手のタイミングを外したくなかった。

「ファンを名乗るならそれくらい常識」という一種独特なこだわりがあった。この手の「かくありたい」という強いこだわりを持つのもアスペルガー症候群の特性と言える。ただ、時にそのこだわりが他人にまで向けられるのがこの特性の厄介なところだ。

例えば「セーラー服を脱がさないで」という定番曲のワンコーラスしか知らないという手合いが「ぼくもファンだよ」と言った時は正直、「コイツ、バカじゃない！」と思ったくらいだ。それくらい、物事に対して、自分のこだわりを大切にしていた。ある意味、相当、とんがったヤツだったと思う。

## 大学生のチャラさに「カルチャーショック」

一九八七年（昭和六十二年）四月、ぼくは晴れて、K大学の学生になった。何の迷いもなく、体育会・陸上競技部の門をたたいた。高校までと同じく、皆で一生懸命、練習をして、タイムを速くする。部活に対してストイックなイメージを持っているぼくは、大学も同じような環境だと思っていた。

ただ、それは悲劇の始まりだった。大学では、部活もさることながら、学生生活をエンジョイしたいと考えているタイプが多かった。コンパ、恋愛、アルバイト…。練習自体は真面目にするのだが、陸上への熱量が少ないのだ。彼らは高校時代とはまったく異なる思考回路の持ち主の集団だったのである。

一例を上げよう。まず授業そっちのけで、部員勧誘に駆り出されて、いきなりイヤな気分になった。陸上の強豪校では選手は練習に集中するため、この手の雑務をする必要がないのが常識だった。さらに学生の本分は勉強なのに、授業をサボってまで部員勧誘をする意味もわからなかった。

それでも、体育会系では先輩の言うことは絶対なので、渋々、現場へ向かうと、長机に部旗（陸上競技部の旗）を飾り付けたものを校門から校舎につながる舗道の一画に設置して、机の前に座り、待機する役目だった。要は、先輩たちが道行く新入生に声をかけてくるのを、自分の席で地蔵のように座りながら眺めているだけだった。こんなことで貴重な授業時間を潰す神経が理解できなかった。ぼくはキレた。

「勧誘などはマネージャーがする仕事。ふざけるな！」

ぼくは先輩の指示を無視して、一人、授業に参加していた。ぼくの頭の中は浪人生活で落ちた体力を一日も早く元に戻し、大学でも活躍したいという思いだけだった。百歩譲って、部員勧誘を通じて新入生と仲良くなるのも部活の楽しみの一つという考え方もあろうが、アスペルガー症候群の特性により、孤独を好む傾向があるぼくの場合、他人のことなど、まるで興味なし。ある意味、相当ワガママな新入生だった。


練習時間の長さも苦痛だった。高校時代もかなり長かったが、試合前は調整のため、一時間足らずで終わることも珍しくなかった。それに対して、いつもダラダラと談笑しながら練習している様子を見ると怒りが込み上げてきた。おまえら真面目に走れ！

明らかに就活目当てで入部してきたマネージャー志望の同級生にも憤慨した。当時、体育会出身者は就活に有利と、まことしやかに言われていたので、陸上競技にさして興味もないのに入部してきた手合いがいた。まじめに練習してるぼくは神聖な陸上競技を馬鹿にされたような気持ちになった。

陸上は腰掛でできるほど甘い世界ではない！　と思っていたら、案の定、半年足らずで退部していった。興味の持てないものを続けるのは誰でも辛いものなので、あえて非難しないが、世の中、いろいろなヤツがいるものだ。

酒席も正直、嫌いだった。コンパなどで飲みたくもないビールをしこたま飲まされ、気分がわるくなり、お酒が大嫌いになった。のちに社会人になってから飲み会に一切、参加しなくなり、社内でトラブルを起こすぼくだが、思えば、酒席を嫌悪するようになったのはこの時からかもしれない。

試合でも腹立たしい気分になる事件が起きた。レース前に携帯式プレーヤーで好きな曲を聴いていたら「試合中に不謹慎だ！」と先輩に一喝された。スポーツ科学において、試合前に音楽を聴くと、パフォーマンスが向上するのは常識である。こっちはリラックスするためのルーティーンを実行しているだけなのに、それを否定されたのがガマンならなかった。

極めつけはアイドルオタクを非難されたことである。渡辺美奈代（おニャン子クラブの人気メンバ）のレコードを部室に持ち込んだ時に「権田、そんなチャラチャラしたものを聴くのは体育会の学生として恥ずかしくないのか！」とひどい言葉を浴びせられた。

「聴いている音楽のジャンルと競技レベルは関係ないよ。いちいちうるさい！　黙れ！」と叫びたくなった（すんでのところで言葉を飲み込み、事なきを得た）。もちろん、ぼくの考え方は正しい。後年、高校時代の陸上競技部の恩師にこのことを尋ねた際、「それはオマエの言う通りだよ」との回答を得ている。

〈こんな連中と一緒に走ることに何の意味があるんだろう……〉

退部も頭をよぎったが、部を辞めたら練習する場所がなくなるし、大学の陸上界でもう一花咲かせたいという野望もあったので、踏みとどまった。ただし、大学時代の四年間で、五千メートル、一万メートルとも、高校時代の記録を超えることはできず、不完全燃焼に終わった感は否めない。こうしてぼくの陸上人生は終わりを告げた。

大学で陸上競技を続けたことが、人生にプラスだったのか、答えは見いだせない。強いてよかったことは卒業後もいっしょに食事に行ったり、カラオケに出かける後輩ができたことくらいだろうか。

彼とはかれこれ、三十年来のつきあいである。理系学部出身の彼に愚息の進路（社会人になってから結婚し、子供ができる。愚息も理系志望）について、相談にのってもらったこともあるくらいだ。

こんなとんでもないヤツでも先輩として接してくれる彼には感謝しかない。

## バイトでトラブル続きだった学生生活をふり返る

時間は前後するが、大学時代のアルバイトのことも振り返っておこう。というのも当時のぼくは部活動に打ち込む傍ら、趣味のアイドルのコンサートに行くため、お金を稼ぐ必要があったからだ。ただ、職場というのは、金銭を始めとした利害関係がからむぶん、学生生活よりもシビアな人間関係が求められることから、アスペルガー症候群の当事者は苦労を強いられるケースが多いのだ。例えば、

「コンサートの遠征費を稼ぎたくて、このバイトを始めたんだ」

これは塾講師のアルバイトで生徒に自己紹介したときの会話である（当時のぼくは生徒たちと初対面で、教室には数名の生徒が集まっていた）。ぼくとしては、自分の人となりをわかってもらおうと素直に話しただけだったのだが、生徒たちが信頼のおける先生を望んでいることが想像できていれば、誰がどう考えても「学習塾の講師」という立場で話す内容ではない。当然、生徒にはドン引きされた。

こうした相手の気持ちを想像できず、自分の思ったことをストレートに話してしまうのもアスペルガー症候群の特性である。場の空気が読めないため、集団の中でどう振る舞うのが適切なのか、判断できないのである。結局、この塾では、勉強のできない生徒を受け持つことになると、簡単に理解できそうな内容を適当に教えるという暴挙に出て、三週間でクビになった。これには少し説明が必要かもしれない。

アスペルガー症候群の特性で自分の都合よく物事を考えてしまうぼくは、生徒が高いレベルの授業について行けないと判断し、勝手にカリキュラムを変更して、わかりやすい内容を教えることにしたのだ。つまり、適当な授業でサボろうとしたのではなく、あくまで彼らのためにやったことだった。しかし塾側にしてみたら、いちアルバイトの講師が勝手にカリキュラムの変更をするなど許されることではない。ぼくが良かれと思ってしたことはまったくの的外れだったというわけだ。

その後、陸上競技部の先輩の紹介で、中学三年生の男子生徒の家庭教師のアルバイトをすることになった。幸い、この男子生徒が無事に神戸市内の私立高校に合格したので、それが縁で、家庭教師のアルバイトを二件、掛け持ちすることになった。以後、四年間、家庭教師のアルバイトに明け暮れた。

家庭教師をしていて、思い出深いエピソードがある。二件目も中学三年生を教えることになったが、英語が苦手で苦労している生徒だった。それでも、時給千五百円で請け負っている仕事であること、できない生徒だから適当な内容を教えるのでは生徒や親御さんに失礼だと思い、高度な学習参考書から基本的な問題をピックアップして指導していた。

ある日、親御さんから「先生の指導はありがたいのですが、本人は教科書レベルでよいので、レベルを下げてほしいとのことです」という申し入れがあった。

親御さんからの申し入れなので、教科書レベルの指導に変更したが、くだんの生徒には「ぼくは勉強が苦手な生徒にもレベルの高い内容を学んでほしいという思いがあったんだよ。あなたのご両親からいただいている金額に見合う内容を提供するのがぼくの務めだからね。ただ、主役はあなただから、あなたの思いも尊重する必要がある。いろいろとしんどい思いをさせてしまい、申し訳なかった。ただ、ぼくの思いもくみ取ってほしい」と話した。ここにもアスペルガー症候群の特性が見て取れる。

ぼくとしては、自分の思ったことをストレートに伝えただけなのだが、それを聞いた生徒がどういう受けとめ方をするかがまったく想像できていないのだ。生徒の立場からすると、講師のぼくからこんな言い方をされたら、授業内容の変更に関して腹を立てたぼくが、嫌味を言ったと感じたのではなかろうか。こうした意識のすれ違いから、誤解が生まれ、人間関係が悪化していく（本人に聞いていないので、本当に嫌味と感じたかは定かではないが）。
ちなみにこの生徒も阪神間の私立高校に無事合格した。授業内容を変更したのが良かったかどうかはわからない。

一九八八年（昭和六十三年）にぼくは二回生に進級した。教職課程を取ったので、授業時間が一気に増え、陸上競技部の練習に参加する時間が短くなった。もともと実業団などに入るつもりはなく、将来は教師になりたいと考えていたのだ。子供たちに陸上を教えたいと思った。

一方で部の仲間といるのがますます苦痛になり、年末のスキー旅行も不参加を決め込み、二日連続で、大阪市内で行わた生稲晃子（元おニャン子クラブの人気メンバで、会員番号四十番）のコンサートに参加していた。ぼくは周囲からますます浮くようになり、一人を好む傾向が強くなっていった。

一九八九年一月に天皇陛下が崩御、年号は「平成」に変わった。四月には三回生に進むことになり、イギリス近代史のゼミに加入した。社会科教育法の授業の一環として、模擬授業（来たる教育実習に向けての予行練習。ゼミ生が講師役と生徒役に分かれて、講義を行う）で講師役を担当することになった。

テーマはフランス革命の導入部分。五分の持ち時間で今日の学習内容について、概説した。フランスと言えば、レノマやウンガロといったブランドもののイメージが強いので、レノマとウンガロのハンカチを小道具として事前に買って模擬授業で使った。

ハンカチを生徒役の学生に見せ、「フランスといえば、ブランドものに代表される優雅なイメージですが、これからお話するのはフランスで起こった血なまぐさい革命のお話です」との枕から入り、最後のオチまで一気に締めくくった。先生の評価は上々だったので、一安心した。

くだんのハンカチだが、同じゼミの同級生が授業終了後にやってきて、「権田君、そのハンカチ、どうするの？　アテがなかったら、私にちょうだい！　今日、ハンカチ忘れてきたの」とねだられたので、「ああ、いいよ」と言って、全部彼女に渡した。俳優の長澤まさみ似の美女だった。

一九九〇年（平成二年）四回生になり、母校で二週間、社会科の実習生として、世界史を教えた。その年の夏から秋にかけて、教員採用試験を複数受けたが、公立、私立とも全敗。就職浪人してまで教師を目指すつもりはなく、卒業間際の土壇場で一般企業への就活に切り替えた（当時は就活戦線もゆるく、この時期から動き出しても間に合った）。

特に行きたい業界もなく、悶々としていた中、「将来性がありそう」という安易な理由で

ＩＴ業界を志した（当時はＩＴ業界も黎明期で、今ほど人気の業種ではなかった）。運も良かったのだろう、あちこちに応募するうち、あれよあれよと面接に進み、某大手総合商社系列のＩＴ企業から内定をもらった。ここからぼくの悲劇が幕を開ける。

# 二章

# 社会人

## 社会人として味わった、最初の挫折

一九九一年（平成三年）四月、ぼくは前述の某大手総合商社系列のＩＴ企業に入社した。新人研修は東京だった。そのまま、東京配属になり、横浜で一人暮らしを始めた。ＩＴ業界は最初からある程度のスキルを持って入ってくる人材が多いのだが、ぼくは将来性だけでこの業界を選んだことからもおわかりのように、あまり技術力は高くなかった。

以降のぼくは苦難の連続だった。アルバイト時代と同様、職場はお互いの利害関係がからむため、よりシビアな環境であるからだ。アスペルガー症候群の特性により、他人の気持ちを想像するのが難しく、場の空気が読めないぼくは、ＩＴ技術以前にビジネスパーソンとしての基本がまるでなってなかったのである。

まず納期に余裕のある仕事はギリギリまで手をつけないのが当たり前。普通は、何かあった時を想定して、締め切りよりも前に終わらせておくのが常識なのに、アスペルガー症候群の特性から、「間に合えばいいだろう」と自分の都合よく考えてしまうぼくは、平然と仕事を引っ張ってしまうのだ。自分の都合だけでなく他の人間のことも考えろと、上司からはしょっちゅう注意された。

親会社の情報システム部門の新人との飲み会では、酔った勢いから親会社の人間に対して「オマエ！」などという不適切発言をするなど（上司からは、我々子会社は親会社に食べさせてもらっているのだから、必ず敬語でしゃべれと釘を刺されていた）、粗相が目立った。ぼく自身はまったく悪気はなく、怒られてから自分の問題に気付くのだが、上司にとってぼくは学生気分の抜け切っていないバカ丸出しの新人だった。

極めつけは親会社の情報システム部門のメンバとカラオケに出かけた時のハプニングである。中森明菜の「スローモーション」をエントリしたところ、親会社の管理職も同じ曲をエントリしていた。お互い、同じ曲を入れていることに気付かず、あとになってからバッティングが判明した形だ。

問題はこの曲をどちらが歌うかだ。ぼくが先にエントリしていたので、くだんの管理職に促されて、歌うことになったが、その場は気まずい雰囲気に包まれた。こうした場合、目下の人間が曲をゆずるものだという、ビジネスマナーがわかっていなかったのだ。せっかくゆずってくれたのだからと、申しわけなさそうにするわけでもなく、平然とマイクを受け取り、さも当然のように歌い始めてしまった。

カラオケが終わったところで、上司から呼び出され、強烈な叱責を受けた。

「オマエはなんで管理職と同じ曲を入れてるんだ！　しかも管理職がゆずってくれたからって、自分で歌うヤツがあるか！　こういう時はマイクをゆずり返して、管理職に歌ってもらうものだろうが！　もし管理職が気分を害したらどうするんだよ！　オマエは一生、カラオケ出禁だからな！」

弁明をさせてもらうと、当時は現在のようにタッチパネルでエントリした曲がはっきりわかるようなシステムはなく、登録した曲の番号が画面に表示され、一瞬で消える仕組みだったので、周囲の人がどんな曲をエントリしているのか、わかりにくい状況だった。加えて、当時四十代の半ばにさしかかっていた中年男性がよもや、中森明菜の曲を選ぶとは想像できなかった。今ならこの年代の人がＡＫＢや乃木坂の曲を歌うようなものだ。

そうは言っても、相手の気分を害した罪は重い。「出禁」は当然だろう。ぼくは素直にそう考えた。もしかしたら上司はぼくに注意を促すために「出禁」という言葉を使っただけで、本当にカラオケに来るなという意味ではなかったのかもしれないが、アスペルガー症候群の特性により、言葉の意味を字義通りに受け取る傾向が強いぼくは以降、本当にカラオケに行かなくなった。

一九九二年（平成四年）も同じようにトラブル続きで上司や先輩社員から厳しく叱責される日々だった。ぼく自身、当時は自分がアスペルガー症候群という障害を抱えていることに気付いておらず、問題の本質がわかっていないので、行動や言動を改善したくてもできないのだ。普通に仕事がしたいぼくは、精神的にも苦しかった。

一九九三年（平成五年）から仕事が終わったあと、週二回のペースで都内の専門学校に通い、第二種情報処理技術者試験（現在の基本情報技術者試験）の勉強を始めた。情報処理に関する国家試験の一つで、ＩＴ技術者の登竜門であった。会社からこの試験は必須なので、必ず取るようにと厳命されたのだ（専門学校の費用は自腹である）。

試験は年二回（春と秋）だったが、プログラミングの問題でいつもミスをしてしまい、不合格が続いた。この頃から、「第二種情報処理技術者試験にすら通らない技術者は不要」と上司から暴言を浴びせられるようになり、次第に心を病んでいった。他の人間は取れているのに、なぜぼくだけが受からないのかと、自分で自分の能力を疑うようになった。もともとメンタルが弱い方だけに、ひどく落ち込んだ。

心の支えはアイドルの応援だった。工藤静香のラジオ番組で聴いた「ＣｏＣｏ」という女性アイドルグループの「夢だけ見てる」という曲が気に入り、ファンになった。ファンクラブに入って、コンサートは解散コンサートも含めて、二十回以上参加した。青春18きっぷを使って、名古屋までコンサート行脚したこともある。ニッポン放送の解散記念イベントにも応募はがきを百二十通書く荒業を使って、入場整理券を手に入れ、参加した。ちなみに羽田惠理香チャンのファンだった。

一九九四年（平成六年）から親会社のヘルプデスク（パソコンやIT関連のトラブルや問い合わせに対して、電話やメールで対応する仕事）を担当することになったが、相変わらずのトラブルメーカーぶりだった。人間関係が悪化し、上司が以前にも増して強烈な叱責をするようになった。

一九九五年（平成七年）一月十七日、阪神淡路大震災が起きる。実家は半壊したが、父の尽力でどうにか復旧した。この頃から、第二種情報処理技術者試験に合格できないことを理由にした退職勧奨がますますひどくなった。「オマエのようなヤツはいらん」「とっとと辞めろ」と嫌味を言われ続けた。

〈会社に行きたくない。上司の顔が見たくない、怖い、怖い！〉

自律神経失調症を患い、幻聴（聞こえるはずのない声が聞こえる現象。ぼくの場合は上司に「死ね！」と連呼されているのがいつも聞こえるようになった）に悩まされることになった。自律神経失調症とは不規則な生活習慣やストレスなどにより、自律神経が乱れて起こる、様々な体の不調のことだ。

ぼくは精神科に通って治療を受けることになったが、ストレスの元となる上司と毎日、会社で顔を合わせるのだから、病気が良くなるはずもなかった。東京駅に行く道すがら、電信柱から上司の声が聞こえてきた時は、思わず二度見し、自分の頭がおかしくなったという恐怖に捉えられた。

〈このまま会社に行っていたら、ぼくは本当に気が狂ってしまうんじゃないか。自分が自分ではなくなってしまうんじゃないか…嫌だ！　嫌だ！〉

結局、治療のかいもなく、病気は重くなる一方だったので、その年の八月に四年あまり勤めた会社を退職して、関西の実家に帰った。もう限界だった。


学生から社会人になると、ビジネスマナーで誰でも苦労するものかもしれないが、ぼくの場合は手に負えないレベルのトラブルメーカーだったのだろう。

「納期遵守」の不徹底、場の空気が読めていない「酒席での振る舞い」など、どれをとっても弁解の余地はない。こうした不適切な行動・言動もアスペルガー症候群が影響していたと思う。

背景にはアスペルガー症候群の当事者にありがちな特性がある。

「他人の気持ちが理解できない」「自分がよければ他人もＯＫと勘違いする」といった特性から、どうしても自分中心に仕事をしてしまい、相手に迷惑をかけているという意識が皆無なのだ。これでは職場でトラブルになるのも当然だろう。

こうしてぼくは社会人、ビジネスパーソンとして、大きな挫折を味わった。

## 就職浪人中に物流会社でバイトをしたが

一九九五年（平成七年）九月から一九九七年（平成九年）三月までの一年七カ月あまりをぼくは地元関西で、就職浪人をした。自立したはずが、計らずもまた同居することになったぼくたち家族だが、相変わらず両親もぼくも、ぼくがアスペルガー症候群という発達障害を抱えていることに気付いていていなかった。

帰阪当初、ハローワークで雇用保険の受給手続きをして驚いたことがある。離職票（退職したことを証明する公的な書類。辞めた会社から発行される）の退職理由がなんと「自己都合」になっていたのだ！　ぼくの場合、会社から辞めろと言われて退職したのだから、正しくは「会社都合」のはずである。

「自己都合」扱いになると、三カ月の給付制限を受ける。つまりその間、雇用保険がもらえない。対して「会社都合」ならすぐに保険が下りる。どちらが得かは自ずとわかろうというものだ。

不思議なのは、なぜ会社都合になっていないのかだ。もしかしたら、本当は「会社都合」なのに、社員を解雇したとなると体裁が悪いので、会社はあえて「自己都合」にしたのであろうか。まあ、この際そんなことはどうでもいい。ぼくは会社都合にして早く雇用保険をもらえたら、それで構わないのだ。

考えた末、ぼくはハローワークの担当者に事情を説明して、「会社都合」に変更してもらった（向こうもこの手の相談には慣れているのか、特に突っ込まれることもなく、あっさり変更してくれた）。それにしても、最初から波乱含みの就職浪人生活であった。

雇用保険をもらいながらの転職活動で、とある学習塾から営業職の内定を得た（前の仕事と同じＩＴ関係が第一希望だったが、早く仕事が見つけたかったぼくは、色々な職種に間口を広げていた）。ただ、勤務地が「東京」となっていたので、内定を辞退した。当時の心境は「もう、東京には行きたくない！」だったのである。

就活中はスポーツジムに通って、エアロビクスに興じたり、一人で映画館に行って、映画を見るのが楽しみだった。

結局、雇用保険の給付を受けていた間に再就職先が決まらなかったので、当座の生活費（父からは住居と三度の食事の面倒はみるが、就職活動資金は自分で工面するよう求められていた）を得るために、父の紹介でとある物流会社でアルバイトを始めた。

ここで、問題が起こったのである。はじめてピッキング（商品を倉庫の棚から取り出して、集める作業のこと）する商品があって、倉庫のどこにそれがあるのかわからなかったにも関わらず、自分の思い込みで「多分、これだろう」と勝手に判断して、ピッキングしてしまったのだ。

案の定、指示書と違う商品をピッキングしてしまい、ミスに気付いたトラックの運転手が慌てて倉庫に引き返してくるというトラブルになってしまった。

ぼくは社員から大目玉を食らった。

「どうして、ちゃんと確認できないのだ！」

ぼく自身、わからないことは知っている人に確認するのが基本動作であることは頭では理解している。でも、会社員時代にミスするたびにひどい言葉で注意を受け続けたぼくは他人にものを聞くことに強烈な恐怖を抱くようになっていた。

〈こんな簡単なことを聞いたら、怒られるかもしれない。それぐらいなら、何も聞かずに、一か八かで適当な荷物を載せてしまおう…〉

アスペルガー症候群の当事者にありがちなのだが、仕事でミスが続き、たびたび叱責を受けるようになると、自己肯定感が下がり、他人とコミュニケーションを取ることが困難になる。「うっかりものを尋ねたら、何を言われるかわからない」という恐怖心が頭から抜けなくなるのだ。

不思議なことではない。アスペルガー症候群の当事者は障害特性に起因する仕事のミスで健常者と比較にならないくらい、上司や先輩社員から厳しい叱責を受けている場合が少なくない。「対人緊張」や「対人恐怖」になるのは当然の流れである。

結局、ここのアルバイトは一カ月で退職した。

その後は母の紹介で大阪市内の郵便局でアルバイトを始めた。集荷されてきた郵便物を運搬するのが仕事だった。重い金属台車に郵便物の入った袋のヤマを積み上げて、運んでいた。ここでは大きなトラブルに見舞われることは幸いなかった。人間関係が希薄で、トラブルになる要因が少なかったことが影響していたと思う。

余談だが、当時の郵便局は民営化前で、郵政省の管轄だった。遅刻の常習犯や勤務時間中に休憩室にこもって、マンガを読む不届き者もいたが、クビになることもなく、ノンビリした雰囲気だった。よくも悪くも「お役所仕事」であった。

ところで、就職浪人中に〝良いこと〟があった。一九九六年（平成八年）六月、悲願であった第二種情報処理技術者試験に九度目の挑戦で合格した。前の仕事を辞めてからもあきらめきれず、個人的に勉強を続けていたのだ。

合格証書を開いた時にぼくの心の中に去来したのは「うれしい」という感情よりも「ホッとした」という安堵感であった。この試験に受からなかったことで、上司からたびたび嫌味を言われ、自分には能力がないと悩み続け、最後は解雇に追い込まれたのだ。ぼくは普通の人間なのだと証明できた気持ちだった。

「これで、再就職活動に弾みがつく」

事実、第二種情報処理技術者試験に合格したことを履歴書に書けるようになってから、書類審査で落ちることはほとんどなくなり、面接まで進めるケースが増えた。試験・資格の威力を知った瞬間だった。

母と妹が赤飯を炊いて試験合格のお祝いをしてくれた。

「兄ちゃん、よかったな。赤飯炊いたから、食べて!」

二歳違いの妹が労いの言葉をかけてくれた(ちなみにこの年、ぼくに先んじて結婚していた妹に子どもが生まれて、ぼくは「伯父さん」になった。甥っ子だったが、風呂に入れたり、いっしょに遊んだりして、微力ながら子育てに加わっていた)。改めて家族のありがたみを感じた。

そしてついにその日が訪れる。

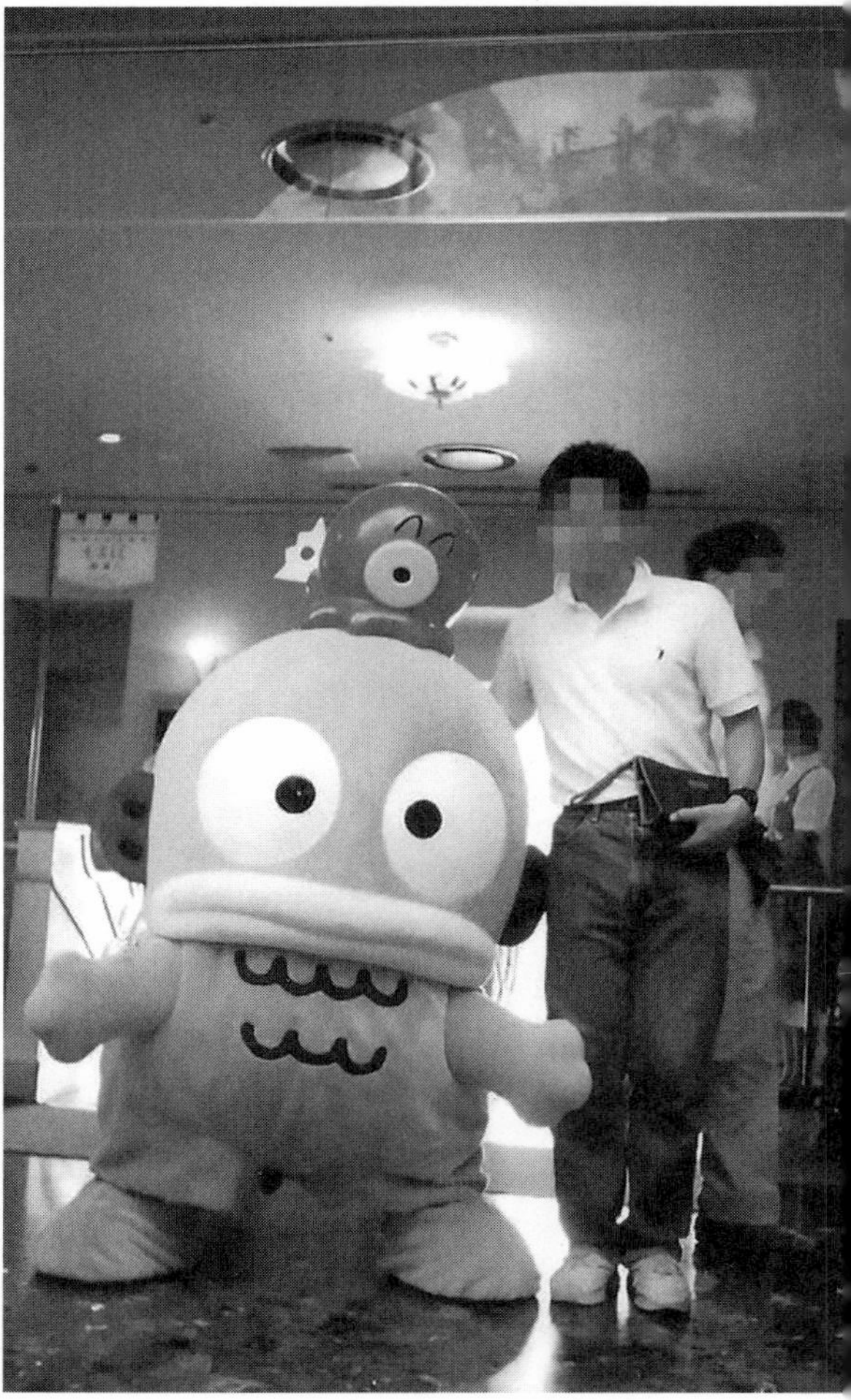

就職浪人時代にサンリオピューロランドに一人で遊びに行った

一九九七年（平成九年）三月、ぼくは東京都内の非鉄金属専門商社からＩＴ担当者として内定を受け（正社員）、再び、東京の地に立った。転職活動からおよそ一年半が経過したことで、もう一度、東京に行ってもいいと思える程度には、前の仕事で挫折したトラウマは薄れつつあった。

# 協調性に欠けていた、二度目の東京

一九九七年（平成九年）四月、ぼくは前述の非鉄金属専門商社にＩＴ担当として採用された。約一年半ぶりに東京で働くことになったが、経験者の中途採用だったため、挨拶もそこそこにすぐ現場に投入された。ちなみにＩＴ担当というのは、社内のネットやパソコンに関して、よろず請け負う部署である。

まずは取引のあったＩＴベンダー（ＩＴ関連の製品やサービスを提供する企業のこと）の担当者と協力して、前任者が残していったインターネット環境の整備に着手した。今なら簡単にできそうなことでも、当時はＩＴの黎明期で、ひとつひとつ、最初から環境を構築していく必要があったのだ。

作業はうまくいった。サーバの設置、回線の敷設、パソコン配付と設定、動作確認、地方拠点で回線敷設が夜間に及ぶといったトラブルはあったが、何とか、本社と各支店にインターネット環境を作ることができた。順調な滑り出し、と思いきや、ぼくの身にトラブルが起きた。

その頃、ぼくは「吃音」（いわゆる「どもり」のこと）に悩まされるようになった。特に電話での緊張がひどく、社名すらまともに名乗れないほどだった。電話口の相手がどもっていたら、相手も話が聞き取りづらいということなのだろう。とうとう、上司から外線電話に出ることを禁じられた。

「悪く思わないでくれ。君は別の仕事を頑張ってくれたらいいから」

アスペルガー症候群の当事者で吃音を併発している人は少なくない、両者の因果関係はよくわからないが、アスペルガー症候群の当事者は対人緊張が概して強いという特性から、緊張するとスムーズに言葉が出にくいというのはあると思う。

つまりアスペルガー症候群の当事者に緊張する人が多いぶん、緊張が原因として起こる吃音の症状もまた、相対的に多くなるという形だ。当時のぼくは自分が発達障害を抱えていることに気付いていなかったとはいえ、ぼくが吃音に悩まされるのには、それ相応の理由があったのだ。


時間を戻そう。

ぼくは都内で開かれていた吃音者の自助グループ（吃音者が自主的に集まり、相互扶助をするグループ。三十名ほどの吃音者が集まっていた）に参加して、改善を試みた。この自助グループでは、吃音者がお互い自由にしゃべりながら、どのような吃音なのか確認しつつ、それぞれ自分の経験からアドバイスを送るという主旨だった。

だが、結果的にぼくは自助グループの集まりではほとんど、どもらなかったので、改善策らしきものはついぞ、発見できなかった。相手にとっても、どんな吃音の症状なのかわからなければ、助言のしようもないというわけだ。

ただ、自助グループに入って、わかったことが二つある。一つが吃音の根本的な原因はよくわかっていないこと（ゆえに抜本的な解決策はない）、もう一つが巷で行われている民間の矯正所は玉石混交で、万人向けの施設は存在しないこと（何年も通ったけど、効果がまったくなかったと話す参加者もいた）の二点である。

加えて、多くの参加者は職場での吃音はひどいと話していたが、グループの集まりでは意外にスンナリ話すことができていたように思う。吃音者同士が会話をする際は、相手も自分と同じように吃音の症状があるという気安さから、緊張を覚えなくて済むことが多いのだ。その意味では対人緊張というのはやはり吃音の大きな要因かもしれない。

スポーツジムでエアロビクスをやるようになったのもちょうどこの頃だ。就職浪人の頃からエアロビクスにはよく通っていたが、東京に移ってからも週に四～五回ペースでジム通いをしていた。

さらには、レッスン前にベンチプレスやダンベルによるトレーニングをするようになり、気が付くと、一七三センチ、七十五キロの逆三角形の体型になっていた。気弱な性格とは裏腹、「マッチョ」なアラサー男だったのである。

〈もっと鍛えたい！　もっと筋肉をつけたい！〉

興味を持ったことにはトコトンのめり込むのもアスペルガー症候群の特性だ。体を鍛えるのは子供の頃から大好きだったので、職場でのつきあい（飲み会やバーベキュー大会など）を欠席して、トレーニングに励んだ。

〈会社の仕事でもないんだし、行かなくても構わないだろう〉

この会社の飲み会やイベントを欠席する背景にもアスペルガー症候群の特性が大きく、関係している。対人緊張が強いので、職場の上司や同僚という緊張を強いられる相手と時間を共有するのに大きなストレスを感じることだ。

加えて、他人に対する興味が薄いので、こうした飲み会やイベントを「ムダな時間」とみなしてしまうことが影響している。好きでもない人間とくだらないおしゃべりをするぐらいなら、自分の趣味に時間を費やした方が、よほど有意義だと感じるのだ。そもそも、「お一人様」が大好きなのである。

これが大きなトラブルに発展した。会社のイベントをほぼすべてキャンセルするという所業に上司から「キミの辞書には『協調性』という言葉はないの？」と注意を受け、それでも無視して不参加を決め込んでいたところ、その年の十一月、いきなり上司から喫茶店に呼び出されて「二週間後に退職してほしい」と解雇を告げられた。

「ぼくはキミに言ったよね？　会社の飲み会は、公の場なんだよって。飲み会の場で、仕事の愚痴をいうことで、気持ちをリセットして、次の日の仕事に臨む。そして、部内の結束を高める。プライベートだからって、行かなくていいわけではないんだよ」

「……」

「ともかく、キミのように協調性のない人間は、会社に置いておくわけにはいかないから。すぐに辞めてくれ」

さすがのぼくもこれには慌てた。ひとまずその場は返事を保留し、当時、雑誌の投稿を通じて知り合い、付き合っていた彼女（後の家内である）に相談、あれこれ考えた末、最終的には転職活動を始めることにした。こうなってしまった以上、ごねて居座っても仕方ないとの結論に達したからだ。

ただし、会社に対しては「それって事実上の懲戒解雇だと思うけど、そこまでしなければならないことをあなたがやったとは思えない。会社に懲戒に当たるのなら具体的な内容の説明を求めるべき」と彼女から指摘された。

「…つまりね」

解雇には、主に懲戒解雇と普通解雇の二つがある。まず普通解雇の場合は、従業員の能力や協調性の欠如、余剰人員の整理、などが該当するという。

一方で懲戒解雇の場合は、就業規則違反、職場の風紀を乱す行為、横領や背任行為、職場内での暴力、パワハラ、セクハラ、刑事事件などを起こした場合、といったケースが当たる。ぼくの場合は、協調性の欠如なので、普通解雇が適当なのだそうだ。

「問題は、解雇までの時間なのよ」

普通解雇の場合、原則として三〇日前に通告する必要があるのに対し、懲戒解雇の場合はその場でクビにすることが可能。つまり、二週間後に辞めろと迫ることは、実質、その場で解雇が可能な懲戒解雇に当たるというのだが……。

数日後、上司との面談が行われた。アスペルガー症候群の特性もあり、普段は対人緊張の強いぼくだが、この時ばかりは怒りが勝っていた。ぼくは毅然とした態度で伝えた。

「退職は飲みますが、二週間後というのは懲戒解雇同然ではありませんか？　それに該当するような行為があるというなら説明をお願いします」

「どういうこと？」

「いい加減なことを言うなら出るところに出ます」

「…ちょっと待ちなさい」

相手の態度が変わった。さすがに懲戒に当たるような行為はなかったらしく、これはあっさり取り下げてきた。どうも、扱っていた金属の相場が世界的に暴落して、会社の業績が急激に悪化、リストラの必要に迫られ、社歴が浅く、再就職先が一番見つかりやすそうなぼくがターゲットになったようだ。こうなってくると、「協調性うんぬん」は言いがかりに過ぎなかったようにも思える。

結局、翌年二月末までの猶予期間をもらって、転職活動をすることになった（転職活動時間も勤務時間扱いにするとのこと）。

実はこの間、プライベートでも大きな変化があった。件の彼女と結婚を前提に、同棲することになったのだ。問題はどこに住むかだが、せっかく転職するのだから、この機会に東京を離れて、別の場所で二人で暮らそうという話になった。異存はなかった。

移住先はすぐ決まった。愛知県出身の彼女は京都が好きで、関西に住みたがっていたので、再就職先は関西の企業に絞った。ぼくとしても関西は生まれ故郷なので、また戻ることはやぶさかではなかった。履歴書や職務経歴書を書き、彼女に添削してもらってから、応募書類を送付した。

関西版の転職雑誌を取り寄せ、新幹線で何度も東京と大阪を往復した。目ぼしい企業を選びながら、面接が決まると、現地まで出向いた。と同時に面接にひっかけて、関西周辺で住む場所も探した。

やがて苦労が報われるときがやってきた。

一九九八年（平成十年）二月、ぼくは大阪市内にある某大手メーカー系列のＩＴ企業にヘルプデスクとして採用された（正社員）。このタイミングで会社を辞め、東京から関西の実家に戻り、四月から新しい職場で働くことになっていたのに合わせて、彼女と大阪市内の公営住宅で同棲生活を始めた（翌年の三月、正式に結婚した）。

こうしてぼくの二度目の東京暮らしは一年足らずで幕を下ろした。

## 難関国家資格「行政書士」試験に一発合格して、新たな一歩を

一九九八年（平成十年）四月一日、ぼくは新しい職場に出社した。新卒で入社した会社から数えて三社目、前述の某大手メーカー系列のＩＴ企業だった。系列とはすなわち、子会社ということである。

初日は本社で新入社員といっしょに研修を受けることになった。計らずも、新卒と入社日が同じ四月一日だったのだ。

総務部の担当者によると「就業規則や提出物について説明したいので、新入社員研修に参加するように」とのことだった。当時三十歳、十歳ほど年齢の違う新入社員と新人研修を受けるとは思ってもみなかった（新入社員は初々しいが、こちらはオジサン。年齢の差を感じずにはいられなかった）。

〈ぼくも彼らに負けないようにしなくちゃな〉

入社と同時に大阪市内の公団住宅で新婚生活を始めた。同棲生活が新婚生活という表現に

変わったのは、つまりこの間に婚姻届を出したからである。

彼女もほどなく、ＩＴ関連の仕事を見つけ、共働きになった。夫婦二人で頑張っていこうとしていたぼくたちだが、彼女もまたぼくがアスペルガー症候群の当事者であることには気が付いていていなかった。


時間を戻そう。翌日、ぼくは勤務先の某大手メーカー本社に出社した（ぼくは子会社の社員の立場のまま、本社へ出向する形になった）。先方では情報システム部門に所属して、ヘルプデスクを担当することになった。

三十歳の経験者、第二種情報処理技術者の肩書だったので、先方の責任者もかなり期待していているようだった（第二種～は、システム開発などのコンピュータ言語の基礎知識があり、かつより高度で実践的な能力を持っていることの証明になる）。「がんばるぞ！」と気持ちを引き締めた。

仕事は勤務先のルール、システム環境を覚えることからスタート。電話やメールでの対応に慣れてくると、先輩メンバに同行して、オンサイト対応（現場に出向いて、相手と対面しながら作業すること）も徐々に行うようになった。

〈初めての人と話すのは緊張するけど、気合いを入れよう〉

現場では、グループウェア（企業内のコミュニケーションを円滑にし、業務を効率化するソフト）の操作説明からプリンタの修理手配まで、対応範囲は意外に広かった。案の定、初対面の相手と話すのは相変わらず苦手だった。

もっとも、新しい職場で失敗できないという気持ちもあってか、可能な限り丁寧な対応を心掛けるうち、相手からも信頼され始めた。気が付くと、お客様に顔と名前を覚えてもらえるようになり、「権田さん、いますか？」と名指しで電話をしてくる営業職の男性や年配の管理職の方も現れた。

〈オンサイト対応も大丈夫そうだぞ〉

ぼくは少しずつではあったが、グループウェアの仕組みやホストコンピュータで使われている独自システムの概要もわかるようになり、オンサイトであちこちの部署を飛び回るようになった。仕事は順調、家庭円満。すべてはうまくいっているように思えた。

プライベートでは行政書士の勉強をするようになった。会社帰りに週二回、専門学校に通って勉強した。会社の仕事には直接、関係のない法律関係の国家資格（官公庁に提出する書類の作成などが可能になる。当時の合格率が八％前後という難関の国家資格）ながら、個人的にどうしても取りたくなったのだ。

勉強するきっかけになったのはやはり前職でのトラブルである。法律を知っていたから、相手の口車に乗せられて、いきなり解雇されるという事態を免れることができたが、こういったトラブルを経験したことで「ビジネスパーソンとして生きていくには法律に詳しいほうが有利」と思うようになった。

加えて、新卒で入った会社で、親会社の情報システム部門の担当者に「キミ、教養ないね。とっとと大阪に帰ったら」と真顔で言われたのが、ずっと気になっていた。辞書を引くと、教養とは「学問・知識をしっかり身に付けることによって養われる心の豊かさ」と書かれていた。

「教養がないとはどういうことだろう?」

ぼくは大卒で教員免許も持っているのになぜだろうと悩んでいた。

今にして思えば、教養というのは、ぼくの場の空気が読めない行動や発言などを指して言った大して意味のない言葉だった気もする。ぼくがその点に気が付いていれば悩む必要もなかったのかもしれない。

しかし当時のぼくは、自分が教養のある人間になるにはどうしたらいいのか、そのためのもっとも良い方法は何なのかと考え続けた。結果として、難関の国家資格を取るという、誰の目にもはっきりわかる形で証明したくなったのだ。

そこで、法律と教養という二つの課題をクリアすべく、行政書士試験にチャレンジすることにした。当時の行政書士試験には法律に関する問題だけでなく、一般教養に関する出題もあった。政治経済や文章理解の問題が中心だったが、足切りも設定されていたので、過去問を積極的に解いて、不足している知識を補った。

法律は民法や行政法の他に、労働基準法や商法からの出題もあった。最初は民法の文語体で表現された内容に四苦八苦するうち、次第に慣れていった。専門学校の授業で行われていた小テストでも、六割前後の正解率はずっとキープしていた。

一番苦労したのは論文だった。八百字程度だったものの、法律と時事問題を融合させたテーマで出題されるため、字数制限を守りながら、理路整然と書いていく必要があるので、専門学校でも演習に力を入れていた。

平日は帰宅後に二時間ほど、土日は四～六時間勉強していた。四月から十月初旬まで、専門学校に通い、その年の十月下旬の本試験に臨んだ。論文試験で、論点がまとまらず、百字ほど消しゴムで消して、書き直すハプニングに見舞われたが、かろうじて、時間内に書き終わることができた。

結果は合格！　翌年の一月に大阪府庁から合格通知が届いた。難関と言われ、普通なら何年かかっても取れない人も多い国家資格を、半年の勉強で一発合格できたのだから、ぼくは法律の勉強に向いていたのだろう（余談だが、行政書士の本試験の一カ月後に行われた第一回ビジネス実務法務検定三級試験にも合格している）。

半年勉強しただけで、行政書士に一発合格できた背景にはアスペルガー症候群の特性が関係している。「好きなこと、興味を持ったことにはトコトンのめり込む」傾向が強いのだ。

今回の場合は、法律に興味を持ち、「合格したい！」という強い信念から、並々ならぬ集中力を発揮、合格率八パーセント前後の難関を突破する結果につながった気がする。アスペルガー症候群の特性にも社会生活でプラスに働く要素があるのだ。

行政書士試験に合格したことで、「ぼくには教養がない」という思い込みから解放された。お客様と話をする時も落ち着いて話せるようになった。営業の方との会話で「瑕疵担保《かしたんぽ》責任《せきにん》」といった法律用語が出てきても、難なく会話が続くようになった。

「ここでやっていける」

いい意味で自信がついた出来事だった。

ＩＴ以外に「法律」という新しい得意分野の開拓に成功して、ぼくは「新たな一歩」を踏み出すことになった。

## ぼくの部下も発達障害者だった!?

一九九九年（平成十一年）三月、東京からずっと苦楽を共にしてきた家内と大阪市内で結婚式を挙げた（一緒に暮らし始めてから二年が過ぎたが、まだ婚姻届けしか出していなかったので、ささやかながら結婚式を挙げることにした）。二人とも三十一歳。

ある日、上司から「権田君、不動産会社のシステムに興味ある？　何かアプローチする方法を考えてくれ！」と、かなりざっくりした指示を受けた。具体的なことは不明ながら、口振りからして、不動産業界の仕事を取ってきたいようだった。

「部長、どういったことをすればいいでしょうか？」

「方法はキミに任せるよ」

アスペルガー症候群の当事者は、あいまいな表現を理解しにくい傾向がある。「これをしなさい」「あれをしなさい」といった具体的な指示は動き易いのだが、自分で考えなさいといった具合に、何をすればいいのかが明示されないケースだと、混乱してしまうことがあるのだ。

〈任せてもらえるのは嬉しいけど、何をすればいいんだろう…〉

思い悩んだぼくは不動産業界の実務を覚えようと、宅地建物取引主任者試験（現在の宅建士試験）を受けることにした。やるべきことが見えない以上、まずは不動産業界というものを勉強するのが先決だと考えたのだ。そのついでに資格が取れたら一粒で二度おいしいという、資格マニア的な発想もあった。

早速、専門学校に入学して、勉強を始めた。行政書士に半年専門学校に通っただけで一発合格した勢いそのままに「宅建も一発合格だ！」と意気込んでいた。アスペルガー症候群の特性により、興味を持ったことにとことんのめり込むことができれば、自ずと結果がついてきても不思議ではなかった。

しかし、結果はうまくいかなかった。民法は行政書士でみっちり勉強したので、得意だったが、都市計画法や宅建業法は勝手が違ったのか、苦戦した。当たり前の話、やる気があるからといって、何でもかんでも異様な集中力を発揮できるわけではないのだ。

一九九九年は「二〇〇〇年問題」でＩＴ業界は大忙しだった。ぼくと同世代の人ならご記憶の方も多いと思うが、当時はデータ容量を節約するため、日付情報を「年・月・日」それぞれ二桁で設定したプログラムが主流だった。例えば、一九九九年一二月三一日なら「99・12・31」としたのだ。

ただ、これが、二〇〇〇年一月一日になると、年の部分が「ゼロゼロ」（「00・01・01」）になり、「一九〇〇年」とコンピュータが誤認するおそれがある。当時はあらゆるインフラにコンピュータが使われており、誤作動の影響で「鉄道が止まる」「飛行機が墜落する」とまことしやかにささやかれていた。

〈本当に世界中がパニックに陥るんだろうか…〉

これを四桁に修正して、既存システムが無事に稼働するか、検証する必要があった。出向先で、親会社でもある某大手メーカーの情報システム部門もその対応に追われていた（ぼくはヘルプデスクなので直接、彼らの仕事とは関係無かった）。

一九九九年の大みそかを家内と志摩スペイン村で過ごしたが、二〇〇〇年は無事に幕を開け、懸念されていたシステムトラブルもぼくの周囲では特に起きなかった。

二〇〇一年（平成十三年）十月には長男が誕生、三十四歳にして、父になった。ぼくは家族が増えたことで、改めて一家の長としての責任を感じた。

〈これからも二人のために頑張っていかなくちゃ〉

アスペルガー症候群の当事者は、子育てに関して大きな問題を抱えている。他人の気持ちを想像するのが難しいため、子供の考えていることが理解できず、なぜ自分の思い通りにいかないのかと、イライラすることが多いのだ（子供の側も同じように、親が何を考えているかわからず、苦悩する）。

こうした状況から、アスペルガー症候群の当事者の家庭では、子供が成長するに従って親子関係が悪くなり、ネグレクトになったり、家庭内暴力へと発展するケースも少なくないのだが、幸いなことにぼくの場合は、内向的な性格もあってか、比較的、平穏に子供を育てることができた（彼がぼくのことをどう見ていたかは、わからないが）。子供ができて良かったと思えたことは、人生最大の幸福の一つだった。

二〇〇二年（平成十四年）四月、大きな転機が訪れた。ビジネスパーソンになって、はじめて部下を持ったのである。四年制のＩＴ系専門学校を出たオトコだったが（正社員、三カ月の試用期間中）、これがとんでもない曲者だった。ＩＴの知識は高い反面、本当に高校を出たのかと言いたくなるくらい〝教養〟がなかった。

例えば、「ありがとうございます」を「有難う御座います」と単純に変換して、メールを返信してきたので、注意した。ビジネスマナーでは、相手のことを考えて、自分がわからないような難しい漢字はなるべく使わないのが常識とされているからだ。

続けて、「××君、それ、漢字で全部手書きできるの？」と聞いたら「できません！　漢字、大の苦手なので」と笑ってごまかされた。本当なら「申し訳ありません。次から気を付けます」と謝るべきところが、ひらがなと漢字の使い分けができない上に「漢字が苦手」という言い訳に違和感を覚えた。

「専門学校卒だから『漢字苦手です』は通用しないよ」

ぼくはこれ以上、彼と話しても時間の無駄と判断し、会話を打ち切った。

また、これまでまともに勉強したことがないのではないかと思う言動に辟易した。わからない英単語があった場合、ぼくは紙の英和辞典を引くのが常識と考えていたが、彼の答えは違っていた。

「電子辞書で調べます」

この時代の電子辞書は現在のそれと異なり、内容も貧弱で中学生レベルの単語くらいしか対応していなかった。そんなもので、高校の英語の授業も乗り切っていたようだったので、「コイツ、まともに勉強した経験がない、トンデモ野郎だ！」と怒りを覚えた。

月報を書かせると、「ですます調」と「である調」が混在する、接続詞の使い方が適当で、何が言いたいのかわからないといった具合だったので「よくこれで、高校を卒業できたな」と怒りを通り越して、呆れた。

念のため、出身高校の情報を調べたところ、学区内の府立高校の中では下位グループ、いわゆる「勉強嫌いです！　大学受験のような競争はぼくには向いていません！」と平気でのたまう連中が集うところだとわかった（アスペルガー症候群の特性で、思ったことをストレートに言ってしまうため、こうした表現しかできない）。

「ああ、そういうことね」

ＩＴの知識だけが肥大して、一般常識がまるでなっていない専門学校卒の輩はそう珍しくないが、さすがにこのレベルには参った。

彼の問題はぼくだけに留まらなかった。出向先である親会社のヘルプデスク担当からは「四年制の専門学校卒は大卒と同義語だよ。あれが大卒レベル？　おたくの上司の目は節穴？　呆れたよ！　ぼくの言ったことをそのままキミの上司に伝えてもいいよ」と、お叱りを受ける始末だった。

早速、ぼくの上司にこの件を話すと「そういう手合いであることはある程度、承知している。彼に基本情報技術者を取得させてくれ！　これは業務命令だ。取得できないなら権田君の監督責任も問うよ」とこれまた厳しい命令を受けた。使えないヤツを部下を持ったぼくは胃が痛くなる思いだった。

〈なんであんなヤツのために、ぼくが責任を取らされないといけないんだ…〉

納得がいかない思いで、くだんの新人には基本情報技術者（情報処理関連の国家資格で、ぼくが以前取得した第二種情報処理技術者試験が名称変更で誕生した、ＩＴ技術者の登竜門である）取得を部長からの業務命令であることを含めて伝えたが、「ぼく、試験嫌いなので、イヤです」と、表情一つ変えずに言い放った。

さすがのぼくもこれには慌てた。業務命令に違反するのは最悪、クビも覚悟しなければならない重罪なのに、「試験が嫌い」という個人的な理由であっさり断るのは、尋常な神経の持ち主ではなかった。しかも彼は、試験を拒否することで、ぼくの立場が悪くなることも、まるで想像していないようなのだ。

〈こいつはどこまで場の空気が読めないんだ?〉

頭を抱えながら、上司にこの暴言を伝えたところ、「向上心がまるでないヤツだな」と短く嘆くばかり、その後は何も言わなくなった。確かに業務命令を無視するのは重罪だが、正社員で採用した以上、解雇はハードルが高い。試用期間であっても、この程度の発言でクビにはできないのだ――と、ここまで聞いて、皆さんは誰かのことを思い出さなかっただろうか。そう、他でもないぼくである。

今思えば、このオトコも何らかの発達障害を抱えていた可能性が高い。「マイルールに固執する」「他人の気持ちが理解できない」「興味のないことには取り組もうとしない」など、どう考えても発達障害の疑いありだ。

ただ、当時は「ただの使えないヤツ」くらいの認識だった。「発達障害」という言葉が一般的になるのはもう少し先のことである。彼の行動や言動に違和感があったとしても、そこから発達障害を抱えている可能性に辿り着くのは時代的に無理があったのだ。アスペルガー症候群のぼく自身がそうであったように。

この時、部下の指導育成の難しさを肌で感じた。語弊はあるが、IT業界はITスキルが高ければ、人物的に多少難があっても採用する傾向がある。一般企業の総合職ならまず採用しないだろうというレベルでもOKだ。それこそ、中には新聞のネタになるようなトラブルを起こすプロスポーツ選手やタレントと大差ない問題児もいる。

当時のぼくは上司として彼の尻ぬぐいをさせられる度、心の中で「ぼくはIT企業に就職したのであって、芸能プロダクションでタレントのマネージャーになった覚えはない！」と叫んだものだ。本題から逸れるので詳細は割愛するが、このオトコの話は後日、機会があればまた書かせてもらう。

話がすっかり愚痴っぽくなったので、この辺りで軌道修正する。行政書士に続いて挑戦した宅地建物取引主任者試験だが、なかなか合格できず、二〇〇二年十月に四度目の受験をすることになった。土日に幼い息子の世話を家内に任せきりで受験勉強をしていた手前、今度こそという思いがあった。

本試験の二週間前からは残業を意図的に控え、自宅近くにあった実家に立ち寄り、一時間ほど、受験勉強していた。実家の母に夕食を作ってもらって、それを食べてから最後の追い込みをかけた。

結果は合格！　本試験では予想以上の高得点が出た。なんと、五十点満点の四十四点で見事に合格することができた（当時の合格ラインが三十四～三十八点程度）。なかなか受からず苦労しただけに、さすがに嬉しかった。

翌二〇〇三年（平成十五年）三月に福岡市内で実務者講習（不動産業界で二年以上の勤務実績がない者はこの講習を受講することで、免許取得を認められた）を二日間受けて、その年の十月、無事に宅地建物取引主任者の免許の交付を受けた。五年に一度、更新があり、その都度、丸一日がかりで更新対象者向けの講習を受ける。法律の変更が頻繁にあるので、それに対応する必要があるのだ。

二〇二三年現在、四度目の更新を終えて、五枚目の免許証を保有している。

当時、ぼくは「部下の指導」と「宅地建物取引主任者試験」という二つの新たな挑戦にももがき苦しんでいた。前者の部下の指導はアスペルガー症候群のぼくが、同じく発達障害を抱えている可能性の高い部下を掌握するのは、構造的にも無理があったように思う。

後者の宅建については、なかなか試験勉強がうまくいかず、苦労した。これはアスペルガー症候群の当事者だからといって、何でもかんでも集中力を発揮して、結果が出せるわけではないのは前記の通りだ。

ちなみに、不動産業界にアプローチするという企画については、行政書士の試験を受けている間に、気が付くとどこかに消えてしまっていた。会社組織の中では、まあよくあることではある。

## 場の空気が読めず、自分の主張を曲げられない。上司との対立

二〇〇四年（平成十六年）は親会社のヘルプデスク担当から指示された某大手ベンダーの資格試験挑戦で幕を開けた。このベンダーが製造・販売するソフトが扱えることを証明する民間の資格試験である。

しかし結果は空振りが続いた。決して安くはない参考書や問題集を何冊も買い、一万数千円の受験料を払って、受験したが、十回以上受けても合格できない。

試験の方式としては、当該ＩＴベンダーが認定している試験会場でパソコンから専用システムに接続して受験するＣＢＴ試験だったが（要はパソコンの前に座って、画面に出てくる問題を解いていく形）、「〇〇点で不合格でした」という紙が印刷されてきて、むなしく終わるばかりだった。

〈これじゃあ、参考書のどこを復習していいのかわからないよ。しかもソフトのサポート期限が切れたら、資格も紙切れ同然だし。こんな資格に意味があるのか？〉

半信半疑、家内にその話をすると「それ、絶対に親会社とベンダーがグルになっているよ。『カモ認定』制度があって、微妙な点数で何回か不合格になっている人を選んで、故意に点数操作して、不合格にするのよ。何回も受験させるように仕向けて、一儲けするあこぎな商売だよ」と、にわかには信じがたいことを言われた。話半分としても、家内から影響を受けやすいぼくは、試験の悪いイメージが残った。

不幸は続く。このベンダー資格取得は自社の目標管理制度で技術向上目標に掲げることになり、よりプレッシャーが強くなった。つまり、任意で取るものから、強制的に取らねばならないものへと変わったのだ。

「試験には他のソフトもあるんでしょう？　今のソフトで落ちてばかりなら、別のソフトに変えてみたら？」

家内の言葉を受けて、試験科目を変えて、試験に臨んだが、それでも不合格続きだった。心が折れそうになったものの、不合格で中断すると、目標管理の評価が下がり、ボーナスの支給額や昇給に影響するので、受験を続けるしかなかった。

この年の四月、ぼくの上に新しい上司がヘルプデスク担当で赴任してきた。ここからぼくのビジネスパーソンとしての転落人生がまたも始まった。

まず、部下の指導がまったくできていないことを厳しく注意され（前記のように、ぼくはアスペルガー症候群の特性から、他人の気持ちを想像するのが難しく、部下をうまく指導することができていなかった）、パソコンの設定やリカバリ作業で手間取ることが多い点を咎められた。

普通は第二種情報処理技術者試験に合格していたら、パソコンの設定やリカバリ作業程度の仕事は目をつむってでもできるレベルなのに、なぜかぼくは苦労していたのだ。今にして思えば、アスペルガー症候群の特性により、苦手な部分があったのかもしれなかった。

「キミはなんでこの程度のことができないんだ？　仕事を選り好みしてるんじゃないか？」

「決して、そんなことはありません」

「じゃあ、仕事をしっかりやれ」

上司に叱責されても、仕事のミスは一向に減らなかった。

また、ヘルプデスクのサービス内容（ぼくはエンドユーザの立場で丁寧に対応というスタイルだったが、上司は親会社の情報システム部門寄りで、情報システム部門の意向最優先の立場だった）でも上司と意見が対立。通常、こうしたケースでは、部下のぼくが折れるのが当たり前である。

しかしアスペルガー症候群の特性により、場の空気を読むことができないぼくは、自説にこだわってしまうあまり、トラブルを起こしやすいのだ。今回も、ぼくが何度言ってもゆずらないものだから、上司との雰囲気は険悪なものになった。

「オマエはどうしてオレの言うことが聞けないんだ！」

「オマエの意見はわかったが、会社としての方針に従うべきだろう」

「なんで、オマエはオレの話が理解できないんだ」

その後、上司はぼくを説得することを諦めたのか、次第に「空気読め！」「オレの意向を察しろ！」といった指示しか出さなくなった。上司はぼくのことを、何を言っても話が通じない理解不能な人間と認識し始めたのだ。

〈いつからこんな風になってしまったんだろう…。別に何か悪いことをしたつもりはないのに、どうしてなんだろう〉

この上司との対立に乗じて、ぼくの指導に反抗的だった部下の男性社員も反旗をひるがえすようになり、ぼくは次第に孤立していった。上にも下にも同期にも味方がおらず、部内にも居場所がないぼくは、針の筵だった。

二〇〇六年（平成十八年）に入ると、ぼくは心身に不調をきたすようになった。普通に生活はしているのだが、会社で上司と顔を合わせねばならないと思うと、気分が憂うつになり、気が重く、何もやる気が出ないのだ。素人目にも、それがうつ病の症状であることはなんとなく察しがついた。

体調についても、体が重だるく、動くのがしんどいのだ。お腹を壊すこともよくあり、下痢の症状も多くなった。ぼくとしては気分を楽にしたいと思っても、相変わらず会社には上司がいて、ぼくはどんどんストレスが溜まった。

これがトラブルに発展した。

ＩＴ教育の講師に挑戦したが（社内でＩＴ関係が苦手な中高年を集めて、ぼくがノウハウを教えるという主旨だった）、会場で上司の顔を見ると、強烈なめまいと吐き気がして、パニック状態になり、講師の仕事を降板するハメになってしまった。心配する同僚を尻目に、上司がいうのだ。

「こんなヤツはほっとけよ。どうせ大したことないよ」

「オマエみたいなやつは会社にいらんよ」

上司にいつも攻撃的な言動を受けていたので、メンタルがボロボロだった。

たまりかねて、心療内科を受診したら、やはりうつ病にかかっていて、かなり症状が進行しているとのことだった。うつ病は、精神的なストレスによって、気分が憂うつになるなどの精神症状の他、肉体的な症状も現れる病気だ。

「うつ病はストレスをためないことが大事なので、今の状況だと会社を休むのが良いと思うのですが、お勤めされている方は、なかなかそうもいきません。とりあえず、薬を出しますので、それで様子を見てください」

抗うつ薬を何種類も処方され、治療を受けながら仕事を続けていたが、一向にうつ病が良くなる気配はなく、パフォーマンスは低下の一途をたどるばかりだった。ぼくは社内で「使えないヤツ」扱いされ、ますます自分の立場を悪くしていった。

二〇〇七年（平成十九年）三月、ぼくはヘルプデスクを解任され、自宅から二時間以上かかる遠方の部署へ異動になった。異動と言えば聞こえはいいが、とどのつまりは上司と対立したことによる左遷であった。

ヘルプデスクとして、九年あまりを過ごしたオフィスとお別れすることになった。特に感慨もわかなかった。

解任と同じタイミングで、二〇〇四年から悪戦苦闘していたベンダー資格にやっとのことで合格できた。受験勉強を始めて三年あまり、二十数回の不合格でムダにした受験料は二十五万円あまり、テキスト代や自費で参加したセミナーの費用も合わせると、四十万円以上の出費だった。

合格を当時の上司に伝えると「それはよくがんばった。お疲れさま!」と労いの言葉をかけてくれた。ただ、その期のボーナスが増えたわけでもなく、給与もまったく上がらなかった。

「何のために三年の歳月と四十万円の出費に耐えたのか……」

ふつふつと怒りが湧いてきた。

ベンダー試験の合格までこれだけの時間と費用がかかった背景にはアスペルガー症候群の影響がある。興味のあることには熱心だが、そうでないことには力を発揮しにくいのだ(これは健常者でも同様だと思うが、その落差が極端に大きく、手がつけられないのが実情である)。

今回の場合、「対象製品のサポート期間が切れたら、それに関連する資格は紙屑同然」「受験費用や参考書代が異様に高い」「過去問や採点基準が不明確」といった、ベンダー資格そのものへの不信感からどうしても、モチベーションが上がらず、歳月だけが流れてしまった。その逆に興味を持ったことには異様な集中力を発揮し、たちまち結果を出すこともあるから(行政書士が良い例だ)、自分でも混乱してしまうのだ。

いずれにせよ、上司から叱責を受け続け、精神的にも肉体的にもボロボロになる苦悩の日々からは解放されたが、往復四時間通勤の地獄がここから始まった。それは誇張ではなく、本当の地獄だったのだ。

## 「電車に飛び込んであの世に行ったら楽になるかな…」

二〇〇七年（平成十九年）四月、ぼくは自宅から片道二時間かかる職場へ異動した。前記のように、上司と対立したことで、業務を滞らせたことを会社の上層部が問題視した結果だ。当然、新しい職場でもぼくは要注意人物としてマークされていたに違いない。

問題はすぐに起きた。

パソコンキッティング作業（新規のパソコンに各種設定やソフトのインストールなどを行い、使用可能な状態にする作業）を担当することになったが、作業手順がなかなか覚えられない、同じミスを繰り返すといったトラブル続出。まもなく簡単な仕事しか、させてもらえなくなった。

ならばと、失地を回復しようと、オリジナルの手順書を作成して、キッティング作業に再度取り組んだものの、結果は思わしくなかった。エンジニアとして第二種情報処理技術者を持つぼくが、紙にやることまで書いておきながら、パソコンキッティングごときに手こずるなど、明らかに異常だった。

揚げ句の果ては、目標管理に掲げたデータベースソフトのベンダー試験も、あまり気乗りせず、年度末に滑り込みで合格する体たらくだった。何かがおかしい、何かが変だ、と思いながら、ぼくはその原因がわからないでいた。


ここで当時のぼくの一日のスケジュールを紹介しておきたい。

ぼくの一日は朝四時三十分に起床するところから始まる。家内と愚息はまだ寝ているので、一人でパンをかじって家を出て、始発で会社へ。毎日のようにサービス残業があるため、帰宅はほぼ最終電車だ。誰もいない居間で作り置きの晩御飯をチンして食べて、お風呂に入って布団に潜り込めばもう夜中の二時。睡眠時間は一日平均二〜三時間程度と、いつも寝不足だった。

当然、一日中眠くて眠くて仕方なく、精神的にも肉体的にもへとへとで、家では晩御飯を食べると、お風呂を簡単に済ませ、倒れるように寝てしまうことも多かった。家族との会話もなく、顔を合せるのはたまの休みぐらいで、何の楽しみもない生活だった。まさに通勤地獄である。

この長距離通勤のストレスからうつ病がますますひどくなり、薬の量が一時、十種類を超えた。新たな症状が出るとそれに対処する薬が処方され、その薬の副作用で体調が悪化すると、その副作用を抑え込む薬をさらに追加されるといった状態で、何のために薬を飲んでいるのか、わからなくなっていった。

「電車に飛び込んであの世に行ったら楽になるかな…」

片道二時間通勤の疲労が最もひどかった頃、駅のホームでふと思うことがあった。抗うつ薬の副作用で体調がよくない、会社での評価も散々となれば、自殺願望が出てくるのも当然だろう。実際、フラフラとホームの先端まで歩いていき、急行列車に飛び込みそうになったことが二度ほどあった（すんでのところで踏みとどまった）。

「自殺願望」を医学的に言うと、「希死念慮」と言うそうだが、うつ病になると、「この世から消えたい」という願望が大きくなる人もいる。ぼくも一時期、病状が悪化して、「希死念慮」に悩まされていた。当時はいつ死んでも不思議ではないほど、精神的に追い込まれていたのである。

転機が訪れたのはそれから間もなくのことだ。

当時はうつ病は悪化するばかり、仕事もうまくいかないという苦悩の日々だったが、そもそもなぜぼくはこんな酷い有様なのかと、自分自身に疑問を持ち始めたのだ。具体的な理由が思い当たらないのに、人間関係でも仕事でも失敗続きなのはあまりに不自然な気がした。

「これはおかしい」と思い、インターネットで調べていくと「アスペルガー症候群」という発達障害に遭遇した。何かが引っかかり、医療系のサイトを漁ったところ、この障害には次のような特性があることがわかった。

「場の空気が読めない」

「他人の気持ちを想像するのが苦手」

「同じ失敗を繰り返しやすい」

「物事に対して独特のこだわりがある」

思わず、体が固まった。なんと、ほとんどの特性がぼくに当てはまった。ということは、ぼくはアスペルガー症候群の当事者なのだろうか。自分も周囲も気付かなかっただけで、生まれた時から発達障害を抱えていたのだろうか。いやまさか…。

半信半疑、信頼できる病院をインターネットでさらに検索、京都府内に専門病院があることを知り、早速電話を入れたところ、二週間後に診察を受けることになった。知るのが怖い気持ちもあったが、今のまま放っておくことも出来なかった。

診察当日は幼少時の行動について聞き取りを受け、心理テストや知能検査を受検し、ひとまず帰宅。

その数週間後、改めて医師の診察を受けた。果たして、ぼくはアスペルガー症候群なのか、そうではないのか。緊張で身構えていると、くだんの医師から「権田さん、典型的なアスペルガー症候群です」とコメントを受けた。

「できることとできないことの差が極端に激しく、これまで大変な苦労をされたのではないですか?」

その通りだった。興味のあることには異様なほどのめり込む反面、そうではないことに対してはまったくやる気が起きず、このギャップの激しさに自分でも苦しんだ。ここにいたり、ぼくは自分がアスペルガー症候群の当事者であることを認めざるを得なかった。

「ただ、IQは標準値(一一〇)なので、知的な活動は問題ありません。これまで通り、スキルアップや資格取得に励んで下さい」

呑気な発言と思いきや、発達障害は治すのが困難なので、あまり深刻に捉えずに、障害を持っていることを自分の個性として受けとめ、ポジティブに生きた方が良いのだという。ぼくは医師にお礼を言って、その場を辞した。

余談になるが、アスペルガー症候群をはじめとした「発達障害」が世間に知られるようになったのはちょうどこの頃である。テレビ番組でも取り上げられ、少しずつ認知され、診断できる医療機関も出てきた。

ただ、それ以前は知識や情報も皆無に等しかった。診断できる病院も医師もほとんどいなかったのが実情で、ぼくたちの世代の当事者は大人になってはじめて診断を受けることになった。

「どうして、もっと早く異常に気付いて、対処しなかったのですか?」となじる人がたまにいるが、ぼくたちの幼少期や学生時代には一部の研究者にしか、知られていない概念だったのである。まして、現在のようにインターネットやスマホがあるわけでもなく、情報を得るのも書籍か、テレビ、ラジオ、新聞に限られていた。

当時のぼくが、アスペルガー症候群の当事者であることに気付くのに四十年もかかったのは、仕方のないことだった。


自宅に帰ったぼくは、家内にアスペルガー症候群のことを伝えた。どんな反応をされるのか不安な気持ちもあったが、家内は「そう言えばあなた変わった性格だよね」と言っただけで、さして気にもしていないような素振りだった。変わり者のぼくと結婚したくらいだから、彼女もまただいぶ変わっているのだ。

さて、障害のことは当初、会社には黙っておくつもりだった。うっかりオープン(会社に自分の障害を告知して働くこと。反対に告知しないまま働くことをクローズドという）にして、会社をクビになっても困るからである。

ただ、パソコンの誤配を短期間で二度起こすという、不手際があり、課長に呼び出しを受ける事態になった。一度ならず二度までも単純なミスを犯すのは、どう考えてもアスペルガー症候群の特性が関係していた。

会議室に上司と向かい合って座り、いきなり「権田、何か隠していないか？　いい加減なことを言うようならこっちにも考えがあるからな」と懲戒処分をちらつかせるようなことを言われた。こうなると、人間は脆い。もはや、隠すのは無理だと判断したぼくは障害のことを正直に話した。

「……というわけなんです」

上司は不機嫌そうな顔をしていた。「とんでもない部下を持ってしまった」という怒りに満ちた表情だった（アスペルガー症候群の特性で、他人の気持ちを想像するのが難しいぼくでもわかったくらいなので、相当露骨な態度だったに違いない）。ともかく、上司の一存では決められないということで、ひとまずその場は帰され、後日、改めて話し合いの場が設けられることになった。

結果からいうと、ぼくは解雇は免れた。恐らく理由は、労働基準法で、正当な理由なく解雇はできないことになっているからだ。ぼくが発達障害者だとわかった途端、クビを切ったとなれば、ぼくの出方次第では大問題に発展する可能性もある。
ただし、これ以降、人事考課は極端に悪くなり、昇給はストップ、ボーナスも大幅に減額された。会社に残れたら残れたで、他の社員ではありえない酷い待遇と、金銭的にもひっぱくするようになったのだ。ある意味、これも地獄だった。

時間を戻そう。翌二〇〇八年（平成二十年）六月、ぼくはアスペルガー症候群の診断を受けた病院で、診断書を書いてもらい、上司に提出した（ぼくが口頭で報告しただけだったので、発達障害者として働くにあたり、証拠となる医師の診断書が必要だった）。その上で、診断結果が事実であることを改めて伝えた。

こうしてぼくは発達障害者だと認められて働く形になったのだが、ここで会社として必要になってくるのが、「合理的配慮」という考え方である。

合理的配慮とは、「障害者差別解消法」に基づいたもので、障害のある人の人権が障害のない人と同じように保障されると共に、教育や就業、その他、社会生活において平等に参加できるよう、それぞれの障害特性や困りごとに合せて行われる配慮のことである。要は、障害者が会社の中で、健常者と平等、かつストレスなく働けるように、会社側が配慮を行わなければならないのだ。

例えば、ある会社で身体障害者の人を雇用したとする。この場合、会社は本人と話し合い、どの程度の仕事までができるのか、何ができないのかを確認、本人が可能な範囲で仕事を見つけていく。健常者と同じ仕事を無理にさせるのではなく、本人が出来ることによって会社に貢献してもらう道を探すという考え方が大事なのだ。

他にも、車椅子を利用している場合は、会社にスロープを作って社内を自由に移動できるようにしたり、あるいは手のとどかない高いところにあるものは周りの人が取るといった、環境面の配慮や、社内的なルール作りも大切になってくる。当然、企業としてはコストと労力がかかるのだが、これが現在、障害者を雇う側に求められることなのだ。

ただ、この頃はまだ、「合理的配慮」という発想は企業になく、「発達障害は単なる甘えだ！」「そんな面倒なヤツは追い出してしまえ！」とあからさまに言う人もいた。つまり、障害を開示したにも関わらず、合理的配慮が行われるどころか、障害者差別に遭うという厳しい現実に直面したのだ。

では開示をしない（クローズド）方がよかったのかと言えば、そうとはいえない。もしぼくが健常者だと思われていたら、仕事で単純なミスをしたり、人間関係の構築が難しいことの説明がつかず、それはそれで「使えないヤツ」として、社内での立場がないからだ。開示したら地獄、開示しないも地獄。結局、どちらを選んでも、ぼくには茨の道が待っていたと言えるのかもしれない。

この年の十二月に精神障害者保健福祉手帳三級を取得した（一～三級まであり、数字が少ないほど障害が重くなる。この手帳によって、公共料金の割引など、様々な福祉支援が受けられる）。顔写真つきの手帳を市役所で受け取ったが、手帳を手にすると改めて「まさか自分が障害者だったとは……」と複雑な心境になった。

ただ、アスペルガー症候群という障害ゆえに社会に出てから様々な対人トラブルに見舞われ、健常者の何倍、何十倍の厳しい叱責を受け、耐え難い暴言を吐かれていたことがわかり、ほっとしたのも事実である。

これまで「職場でうまくいかないのは気合や根性が足りないせいだ」と思い込み、ビジネス書を読み漁ったり、秘書検定二級（社会人に求められる基本的な常識やマナーが身に付く資格。人間関係への対応力などが求められ、勉強中に自分の問題点が改善できるのではないかと考えた）を取ったりしたが、結果は芳しくなかったのも、当然の帰結である。

そもそも、他人とコミュニケーションを取るのが苦手で、相手の気持ちを察することがうまくできていなかったのだから、対人トラブルが多発するのは当然だ。うつ病になったのは

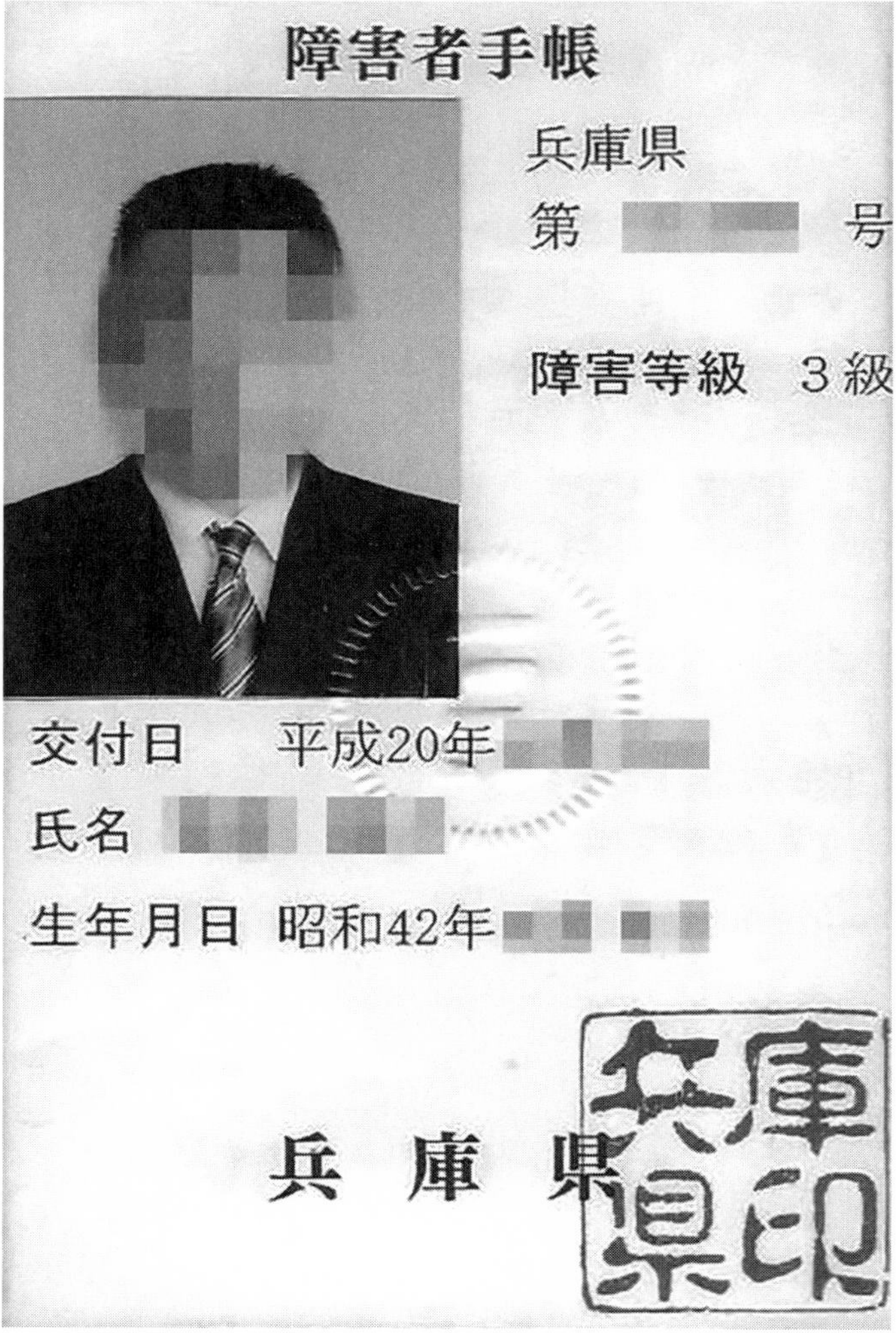


精神障害者保健福祉手帳３級を取得した

対人トラブルから派生したストレスが過大になり、発症した「二次障害」（一次的な障害が理由で二次的な障害が発生すること）だったのである。

〈ともかく、これからは発達障害者として、頑張っていこう〉

こうしてぼくはアスペルガー症候群にうつ病を併発した状態で、薬の副作用とも闘いつつ、仕事を続けていくのだが、やがてそれも困難になる日が訪れる。

# 寝たきりになるまで悪化した「うつ病地獄」

二〇〇九年（平成二十一年）、うつ病は悪化の一途をたどった。薬をいくら増やしても精神も体調も上向かず、仕事を覚えるのもままならなくなった（うつ病には、物忘れがひどくなるという症状もある）。メモを取って、何度も確認して作業しても、ミスを連発する状況に仕事は減るばかりだった。

七月に入ると、過呼吸発作に悩まされるようになった。「過呼吸発作」（過換気症候群ともいう）とは、過度の緊張やストレスで呼吸を制御している呼吸中枢が乱れて、息苦しさを感じ、その不安から何度も呼吸を繰り返そうとして、さらに息苦しくなる厄介な病気である。決して、気の緩みや暴飲暴食で発生するものではない。

ストレスの原因ははっきりしていた。ぼくのことを「仕事ができない」「オマエは会社に迷惑をかけている」といった具合に、ねちねちと責めてくる上司である。彼と一緒にオフィスにいると、それだけで心理的なプレッシャーを感じ、何かを言われるのではないかと、いつもびくびくしてしまうのだ。

一例を挙げよう。当時、ぼくはいつものように会社の自分のデスクで仕事をしていたのだが、件の上司の顔を見た途端、急に不安を覚え、息苦しさを感じた。このままではマズイと思い、慌てて空気を吸い込もうとするも、今度は息を吐くことができず、息を吸い込み過ぎてしまい、気が付けば肺がパンパンになっていた。

こうなると地獄の苦しみで、空気を吸えども吸えども、呼吸の苦しさは解消されず、ついには顔が真っ青になり、体をびくびくと痙攣させ、胸を掻きむしりながら、泡を吹いてぶっ倒れた。同僚が慌てて、ぼくのところに駆け寄ってきたのをうっすら覚えている。

「権田さん、大丈夫ですか！」

「しっかりしてください！　救急車呼びましょうか！」

症状自体は五分ほどで治まるため、命に別条はないのだが（ケロっとしているので、みんなに驚かれる）、この間、ぼくは窒息死するのではないかと思うほどの苦痛を味わうことになるのだ。

だからといって、上司の顔を見ないわけにもいかないので、ぼくはいつ発作が起きるかわからない状態で、オフィスで仕事をせざるを得なかった。上司へのストレスと、過呼吸発作への恐怖が、ぼくのメンタルを削っていった。

七月下旬、朝の通勤列車で寝過ごすことが増えた（薬の副作用によって、強烈な睡魔が襲ってきて、どうしても抗いきれず、うつらうつらしてまう）。勤務中のパフォーマンスも著しく低下、会社に休職を申し出て、了承された。これ以上、会社に迷惑をかけられないので、うつ病を治してから復帰しようと考えたのだ。

うつ病は簡単には治らなかった。

八月から休職したが、一カ月間はほぼ寝たきりになった。うつ病には、症状が悪化すると、口数が減り、動きが鈍くなり、何もできなくなるケースがあるのだ（寝たきりで社会生活が不可能になる人もいる）。せっかく会社を休んだのだからと、部屋で寝転んでごろごろしているわけではなかった。

当時のぼくは、自分の部屋に籠って一日中、布団の中にくるまっていた。動きたくても動けず、やる気もまったく出ないので、寝ていることしかできないのだ。テレビを見ることも、本を読むこともない、ただただひたすら横になっているのがぼくの有様だった。

三度の食事も家内に部屋まで持ってきてもらい、寝転がったまま食べた。お風呂に行く気も起きないので、三日に一度程度に減らした。部屋から出るのは、一日数回、トイレに行く時だけだった。本当に苦しかった。

〈ぼくはこのまま廃人になってしまうのだろうか……〉

部屋の天井を見上げながら、そんな恐怖が襲ってきた。

家内に対しても、申しわけないという気持ちがあった。うつ病にかかっているとはいえ、働けない夫が家で寝転がっていたら、さすがに精神的にもしんどいだろうと思った。息子に対しても、こんな姿を見せてみっともないとの気持ちがあった。

でも、ぼくにはどうすることもできなかった。心の中では早く社会復帰したいという気持ちがあるのだが、どうしても外へ出ることができないのだ。ぼくは家で寝ている間も、心を休めることができなかった。

九月に入り、ようやく起き上がることができるようになった。このタイミングで当時、うつ病を診てもらっていた医師の診察を受け、治療を再開したが（部屋の外に出られなかったので、病院にも行けなかった）、病状は一進一退、いつ回復するのか、まったくメドが立たない状況だった。

この時期に辛かったことがある。父が勝手に近所のスポーツクラブの平日フリーパスをぼく名義で作って、強引に運動を勧めてきたのだ。家にちょくちょく電話をかけてきては、ぼくを外に連れ出そうとした。

「家に引きこもっていても、うつ病は治らないぞ。体を動かしてみろ。きっと良くなるから」

「まだしんどいからやめておくよ」

「そういうな。だまされたと思って、運動をしてみろ。オマエ、昔から体を動かすのが好きだったろう? きっと良い効果があるから」

父としては「よかれ」と思ってのことだろうが、うつ病の症状は個人差が大きい。運動によって症状が好転する人もいれば悪化する人もいる。ぼくはまだ体を動かすのが辛い状態だったので、正直、誘いの電話を受けるのが億劫だった。

ところが、父はどこまでも強引な人だった。ぼくが何度電話しても断るものだから、らちがあかないと思ったのか、いきなり家までやってきて、スポーツクラブに連れ出そうとしたのだ。ぼくはゲンナリした気分になった。

「今日こそ、スポーツクラブにいこう」

「ちょっと待ってくれよ。無理だって言ってるだろ。動きたくても動けないんだよ。もう少し良くなったら、やるから」

「とにかく行くから。準備してこい」

結局、父には強引にスポーツクラブに連れていかれ、無理やり運動をさせられた。あの時の辛さといったら、思い出すのも恐怖を覚えるほどだ。親子といえども、しょせんは別の人格を持った他人であることを痛感した。

本が読めるようになると、無性にビジネス英語が勉強したくなって、例文が四千くらい載っている分厚い本を読むようになった。休職から八カ月、ようやくうつ病が治ってきた実感があったので、会社に復職したい旨を打診したところ、会社からはうつ病再発予防のリハビリを受けるよう指示された。

二〇一〇年（平成二十二年）五月から県内にある障害者職業センター（独立行政法人。全国の都道府県に一カ所以上ある）でリワークに通い始めた。会社からうつ病再発予防のリハビリ施設として指定されたのがここだったのだ。期間は一カ月で、料金は会社が支払うことになっていた。

「リワーク」とはうつ病や統合失調症にかかった人が復職に向けたトレーニングを受けることである。具体的には、ソーシャルスキルトレーニング（略してSST。コミュニケーションを円滑にする技術を磨く）やストレスコーピング（人間関係のストレスを軽減させる技術を覚える）を学ぶことで、職場での適切な会話、ストレスが高じた時の対処方法を座学やロールプレイングを通じて覚えるのだ。

印象的だったことがある。ロールプレイングで演技をしている人へのアドバイスをする際は「××がダメ！」という否定的な表現ではなく、「こうすればもっとよくなる」と肯定的かつ建設的に発言してほしいというものだった。ちなみにロールプレイングとは、参加者が演技者と見る側に分かれて、見る側が演技者に対して、アドバイスを行うトレーニング法の一つだ。

例えば、ある二人が上司と部下に分かれて、演技で会話したとする。彼らがそれぞれ自分の役に成りきり、自由に会話をする間、残りの参加者は、彼らの会話を聞いて、どこに改善点があったのか、あとから指摘する形だ。この際、

「いまの言い方はよくないよ」

というのはNGで、

「こういう言い方をしたら良いと思うよ」

というのはOK。

確かに頭ごなしに否定的な物言いをされると、誰しも反発したくなるし、相手の意見を受け入れようという姿勢にはなりにくい。まして、うつ病や統合失調症でメンタルが弱っている人が集まっているのだから、ある意味、理にかなっている。

そんなこんなで「リワーク」の全行程が終了。正直、社会復帰できるのか不安も大きかったが、リワーク担当職員の方からは「権田さんなら十分、企業社会でやっていけますよ。が

んばってください」と励まされた。まあ、そう言うしかないのであろう。

一カ月間のリワークを終えて、産業医面談を経て、七月から職場復帰した。午前中だけの時短勤務を皮切りに少しずつ勤務時間を延ばして、無事、フルタイム勤務に戻すことができた。

ただ、パフォーマンスは低空飛行のまま、パソコンの設定作業ができるような状態からは程遠く、空き箱の整理や設定予定の機器を運ぶくらいしか、できることはなかった。いきなりなんでこんな有様なのかと早くも心が折れそうになっていた。

プライベートでの不幸もあった。

復職した直後に病気で入院していた母が悪性リンパ腫で他界した。事前に病状は知らされていたので、ある程度覚悟はできていたが、母の亡骸を目の前にするとやはり心の中で大きなショックを受けていた。

〈まさかこんなに早く亡くなるなんて…〉

いつかは来ることとはいえ、四十代で片親になるとは思ってもみなかった。

二〇一一年(平成二十三年)になると、ぼくは執務室から倉庫の一角に机とイスだけを与えられて、一切の仕事を取り上げられた。月に数日、所属部署メンバの応援で出役する以外、一人で過ごすようになった。事実上の「幽閉」である。

アスペルガー症候群の特性により、孤独を好む傾向が強いぼくだが、この環境は正直、きつかった。会社に出社して、誰もいない倉庫で、何もやることがなく、誰ともしゃべらずに一日が終わっていくと、気が滅入ってくるのだ。時間だけが過ぎていった。

ただ、ブラブラしていても意味がないので、応用情報技術者試験（情報処理関連の国家資格。上級エンジニアへの登竜門）の勉強をするようになった。上級エンジニアとして、スキルを上げることで、まともな仕事が回ってくるのではないかと考えたのだ。

〈仕事中だけど、どうせやることはないんだし、何をやっても構わないだろう〉

自分中心に物事を考える傾向のあるぼくは、単純にそう思った。

試験は苦戦した。この試験は午前の択一式試験と午後の論述試験の二部構成で、午前中の択一式で六割以上得点しないと、足切りとなり、午後の論述は採点してもらえない。択一式は七割前後の点数が本試験でも取れていたが、論述式はいつも五割前後しか得点できず、不合格が続いた。

論述ではシステムの導入にあたって、技術的な側面からどのようにアプローチすべきかを出題されたケースを題材にして論述するのだが、出題者が期待する内容にまとめるスキルがなかなか身につかず、十回受験しても合格には至らなかった。分厚い参考書を二十冊以上買い込み、何度も読み返して、ノートが鉛筆で真っ黒になるくらい、論述の訓練をしたものの、それでも点数は伸びなかった。これ以上はもう無理と判断して、断念した。

二〇一二年（平成二十四年）も幽閉生活が続いた。

二〇一三年（平成二十五年）も幽閉生活が続いた。

二〇一四年（平成二十六年）三月、人事担当役員が幽閉中のぼくを訪ねてきた。「四月から本社総務部勤務を命じる。ぼくの配下になる。ついては一般社員に降格、給与は三万円減額とする」という辞令を口頭で伝えられた。往復四時間の長距離通勤から解放されるのはありがたかったが、月額三万円の減給はさすがに参った。

当時のぼくはアスペルガー症候群の当事者であることを告知して以降、毎年給料が下がり続けており、三万円を引かれると、手取で十八万円にしかならなかったのだ。家内と共働きとはいえ、子供もいる身では、あまりにもきつい金額だった。

これが新たな悲劇のプロローグである。続きは追って書いていく。

## 入社十七年目にして、技術職から「事務職」になった屈辱

二〇一四年（平成二十六年）四月、ぼくは大阪市内の本社総務部配属になった。メンバは部長（取締役）含めて六名。入社十七年目にして、技術職から事務職に変った。技術者として失格の烙印を押されたようで、ショックだった。

早速、大きな壁が出現した。「目標管理制度」である。「目標管理制度」とは社員が会社に対して、一年でこういった目標を立て、業績に貢献する旨を宣言、その達成度合いで人事考課を決めようという制度である。

これが、正直、アスペルガー症候群の当事者であるぼくには辛かった。目標の立て方には自分が出来ることを伸ばす方向と、出来ないことを克服する二つのパターンがあるのだが、ぼくの場合、後者のできないことを克服する方向での目標を求められたからである。

人間、誰しも短所はあるし、短所をある程度克服しないと、ビジネスパーソンとして成功するのは難しいというのは理解できる。ただ、ぼくの場合は「できること」と「できないこ

と」の差が激しく、「できないこと」はどんなに頑張っても難しいケースが少なくない。つまり目標の立て方そのものに無理があるのだ。

ぼくは評価者である次長と部長を含めて、話し合いの場を持った。お互いどんな目標が良いかアイデアを出し合って、内容を決めていくのだが、この時、上司の二人が「できないこと」探しに狂奔して、正直、こちらがキレそうになった。

例えば、「報・連・相が的確になるにはどうすればよいか」はまだいいほうである。確かにぼくはアスペルガー症候群の特性で、自分中心に物事を考えてしまうため、上司に対して報告、連絡、相談が出来ていなかったので、これは改善すべきだと考えることができた。

一方で「障害に負けない、行動力を養うにはどうすればよいか」といった時代錯誤も甚だしい言動には憤りを覚えた。障害は勝ったり負けたりするものではなく、障害を一つの個性として認めた上で、何ができるかを探っていくことが現在の障害者雇用における主流の考え方なのに、彼らはその程度のことすら勉強していないのだ。

〈こんな人たちが上司ならとても正しい評価なんて期待できないよ〉

アスペルガー症候群の特性により、こだわりの強いぼくは、資格取得のような客観的に評価できるもので勝負したかった。合格なら満点、不合格なら最低評価というシンプルで、上司の恣意的判断が入る余地ゼロの世界が好きだった。

さらに言えば、目標管理制度に関する情報を集めていくと、評価者であるミドルマネジメント層が機能しないと、正確な評価は困難という記述にさえ、遭遇する（平たくいえば、上司が信用できないと、評価にも期待できないということ）。ましてぼくのように普段から目を付けられがちな人間は、上司に評価をゆだねることに抵抗があったのだ。

評価者である次長との話し合いは平行線のまま、収拾がつかなくなり、部長から「合意できないなら、取り組む必要なし」と厳しい判断が下された。本来ならここで自分の方が折れて、上司のいうことに従って目標を立てるのが普通だろう。

しかしアスペルガー症候群の特性もあり、自分の考えを曲げない頑固なぼくは、それならば取り組みませんとばかり、この年は目標を立てないまま仕事をすることになったのだ。当然、その年の人事考課は最低ランクだった。

〈あんな二人に評価されるぐらいなら、目標なんかなくていいよ〉

ぼくの場合、社会に出てから、上司や先輩社員とうまくいったことがほとんどなく、対人緊張が極端に強い。アスペルガー症候群の特性から対人トラブルを健常者の何十倍も経験しているため、健常者とは比較にならないほど、厳しい叱責を受けている。

その結果、自己評価が低くなるのは当然のことで、上司に評価されることに形容しがたい恐怖を感じていた。つまり、どのみち低評価され、ぼろくそに言われるくらいなら、最初から目標など立てなくても良いと思ったのだ。自暴自棄である。

この年に愚息が愛知県内にある中高一貫の私立男子校に入学した。親としては中学受験に合格したことにもろ手を挙げて喜んだのだが、問題は自宅の大阪から電車で通うにはあまりにも距離が遠いことである。せっかく受かったのだし、通わせてやりかった。

一家で話し合った結果、家内と愚息は愛知県に引っ越し、ぼくは大阪の自宅で一人暮らしを始めた。二人はアパートを借りて住み、ぼくは大阪に残ることになったのだ。大阪と愛知の二重生活をすることになった。

個人的には家族離ればなれで暮らすことに一抹の寂しさはあったが、愚息が通う学校は家内の実家近くだったので、家内にとっては好都合だったのだろう。ぼくも愚息のためならと二人のことを快く送り出した。仕方なかった。

二〇一五年（平成二十七年）四月、部長に例のごとく、呼び出しを受けた。「キミは部の業務にまったく貢献していない。一万円、給与を減額する。クビにならないだけ、マシだと思え！」と半ば強制的に同意書に押印を求められた（仕方なく、押印したのは言うまでもない）。

当時はとにかく「仕事を与えない」「病むような言動で追い詰める」という作戦で、ぼくが自発的に退職を申し出るのを待っているような感じだった。障害者であることを理由に解雇ができないなら、ぼくの方から辞めてもらおうというわけだ。

例えるならば、プロ野球選手の年俸査定のように、「〇月×日のこういうプレーが勝敗を分けた」といった調子で、マイナス面を徹底して洗い出して、相手の気持ちをへし折る戦法で、いつも片手に退職届を握っていたのだから、太刀打ちできるはずもない。

上司はぼくを自分のデスクに呼び出しては、ねちねちと嫌味をいうのだ。

「なんでこんな簡単な間違いをするんだ、キミは」

「このミスで他の人間がどれだけ迷惑するかわかってるか？」

「キミはこの書類を覚えてる？　どこにミスがあるかわかるか？」

この時、上司の嫌味にキレたぼくが「こんな会社辞めてやる！」と言い出した場合、その場で退職届を書かせるべく、必ず所定の用紙を用意していたのである。さすがのぼくも言いたいこともいえず、ただ黙って相手の話を聞くしかなかった。

ちなみに高校・大学と野球をやっていた、いわゆる「体育会系のオジサン」が当時の上司だった。上下関係を重んじるというのか、部下は自分に従わせないと気が済まない、典型的なパワハラタイプであった。

一つだけうれしいことがあった。係長から「権田、エクセルVBAをやってみないか？お前に直してほしいマクロがいくつかある。勉強するなら教えてやるぞ！」と言われ、勉強しながらマクロの修正に取り組んだ（要はマイクロソフトオフィスのアプリケーション機能を使いやすくする作業である）。

やがて、「勉強するなら資格取って、自分のスキルをアピールしたい」と思うようになり、会社帰りに専門学校に通って、「エクセルVBAベーシック」というエクセルVBAの初級資格取得を目指した。

文法の基礎を学び、パソコン上で解答する問題集を買って、トレーニングを積んだ。ある程度、自信がついたので、その年の七月に本試験を受験勉強で通った専門学校で受験、見事に合格できた。

「権田さん、よかったですね。自信になりますね」

専門学校の職員もわがことのように喜んでくれた。

「はい、ありがとうございます」

数日後に送られてきた合格証書を見た時は正直、ホッとした。うつ病にかかって以来、まともに資格取得の勉強ができていなかったので、「これで、またスタートラインに立てそうだ」と確信した。

合格の件は係長はもちろん、件の部長にも報告した。部長は「それはよかった。お疲れさま！」と珍しく、労いの言葉をかけてくれた。


二〇一六年（平成二十八年）四月、例年のごとく、部長に呼び出され、減給処分を告げられた。ただ、この年は前年とちょっと違う内容になった。「権田、転職したらどうだ？　もう限界だろう」とハッキリ言われたのだ。

ぼくは数日の猶予をもらった後、転職する旨を部長に伝えた。今まで結論を先延ばしにしてきたが、確かにこれ以上はもう仕事は続けられないと、ぼく自身もうすうす感づいていたのだ。家内も了承してくれた。

転職に際しては、部長からは「転職活動時間は業務時間扱いとする。ただし、事前にグループウェアで申請するように。期限は二〇一七年三月末とする」という回答を得た。つまり、約一年弱の間、会社にいることができるのだ。これだけ就職活動の期間を設けてくれるなら、文句はなかった。

ぼくは「この会社では用済みになった」という事実を思い知らされた、などと思い悩んでいるヒマはなかった。精神障害者保健福祉手帳三級を所持していたので、障害を告知する「障害者枠」での就職活動と、障害を告知しない「一般枠」での採用の両方を展開することにした（詳細は後述。一三五ページ参照）。会社近くのハローワークにも登録して、情報収集に努めた。

ただ、現実は厳しかった。四十八歳、うつ病にかかっている、システム運用やヘルプデスクしか、ＩＴエンジニアとしての実務経験がない、転職歴ありの中年男性を正社員で採用してくれる企業はなかなか見つからない。中でもボトルネックになったのは二度の転職に際しての退職理由だった。

障害を告知しない「一般枠」の場合、「第二種情報処理技術者試験に合格できなかったため、会社の方針により、退職を余儀なくされた」「業績悪化で人員整理が必要になり、白羽の矢が立った」と話しても、簡単には信用してもらえなかった。背景にアスペルガー症候群という発達障害があることが伏せられているので、話にリアリティがないのだ。

障害を告知する「障害者枠」については、第二種情報処理技術者試験をはじめ、行政書士や宅地建物取引主任者といった、簡単には合格できない国家資格を持っていることから、知的レベルは問題ない、向上心はありそうと好意的に見てくれる面接官もいたが、採用には結びつかなかった。ぼくは途方にくれた。

ぼくは「何か新しい技術を身につけなくてはいけない」と思い、Ｊａｖａという、プログラミング言語を勉強することにした。二十八万円という大金を借金してまで工面をして、週に三～四回、会社近くの専門学校に通って、勉強した。

余談だが、Ｊａｖａについて、少し解説しよう。前記のようにＪａｖａはプログラミング言語の一種である。金融システムのような企業の基幹システムからインターネット上で稼働するアプリケーションまで、様々な用途で使われている。スマホゲームもＪａｖａで作られているものが多数あり、利用範囲が広い。

それゆえにＪａｖａが使える技術者募集は豊富にあり、転職に有利だ。つまりぼくは、企業から求められる人材になるため、Ｊａｖａを学ぼうと考えたのだ。

ぼくは必死に勉強した。専門学校で文法からゲームプログラム作成まで学んだ。オンラインで、Ｊａｖａの現職エンジニアから直接指導を受ける機会もあり、ある程度、手ごたえを感じていた。

しかし、ここでも大きな壁があった。いくら専門学校で勉強しても実務経験ゼロだと、採用に至らないのだ。専門学校卒の二十代ならまだしも、五十近いオジサンにはハードルが高かった。二十八万円は事実上、ムダな自己投資に終わり、教材として渡されたノート型パソコンだけが手元に残った。

この年も一つだけ、朗報があった。ビジネス実務法務検定二級に四度目の挑戦で合格できたのだ。当該年度の目標管理に挙げていたので、早速部長に合格証書（カードサイズ）持参で報告した。

「それはよかった。ところで、ビジネス実務法務検定二級とはどんな資格だ?」

「企業法務に関するスキルを認定する商工会議所主催の公的資格です。二級は管理職クラスの人材が知っておくべき法律の知識を体系的に問う試験です」

「そうか。お疲れさま!」

仕事は相変わらずほとんどなく、係長と相談して、日々の業務を割り振ってもらう日々だったが、資格取得は年に一個ペースで進んでいった。ビジネス実務法務検定二級取得により、社内規程に関連する法律や条例の改正点をレポートする仕事が回ってくるようになり、努力はムダではなかった（もっとも、行政書士を取得した際に受験勉強で法律の条文を読む機会は豊富にあり、この時すでにそのスキルを身につけていたのだが）。

しかし、「権田、オマエ、こんな難しい法律の条文を解釈できるのに、資料をじゃばら折にするのがなぜ苦手なんだ?」といった調子で、いぶかられることが増えたのも事実である。

アスペルガー症候群の特性で、できることとできないことの落差が激しいのだ（個人差はあるが、当事者なら、大なり小なり、こういった傾向はある）。

そうこうしているうちに、運命の二〇一七年（平成二十九年）三月末がやってきた。ぼくの退職する日が目前に迫ってきたのだが、実はここに至るまでにぼくの身に一つの事件が起きていた。時計の針を少し巻き戻したい。

# 会社をクビになる寸前だったが…運命はわからない！

会社から認められた転職活動期間が終了する二〇一七年（平成二十九年）三月末からさかのぼることおよそ一カ月前、ぼくは社長室に呼び出された。

「権田、転職活動中だって？」

社長から思わぬことを質問された。

「はい、〇〇部長の指示で活動中です」

「転職先は見つかったのか？」

「いえ、まだです」

「〇〇君にはぼくからとりなしておくから会社に残ってはどうか。家族のこともあるだろう」

一瞬、状況が飲みこめなかったが、どうやらクビにならずに済んだようだ。当時まだ転職先が決まってなかったぼくは、一も二もなく答えていた。

「ありがとうございます」

こうしてぼくは社長のとりなしで、減給一万円の条件付で二〇一七年四月以降も会社に残ることができた。運命とはわからないものだ。

ただ、減給一万円は家計を圧迫した。別居による二重生活で出費が増えている中、愚息が学校の授業についていけないため、個別指導塾に通うようになり、この費用を負担することになったぼくは生活費に事欠くようになった（もともと我が家は、家内が愛知、ぼくが大阪の生活費＋住宅ローンを負担する取り決めになっていた）。当時のぼくはもろもろ支払うと、食費として月二万円程度しか残らなかったのだ。

「これじゃあ、三度のご飯もろくに食べられないよ…」

家内にも相談したが、向こうも苦しいらしく、「これ以上は切り詰められない。何とかしてほしい」の一点張りで何も変わらなかった。ぼくは自炊をしつつ、なけなしの貯金を食いつぶしながら、生活するしかなかった。

心身ともに疲れ果てて帰宅したある日、テレビの歌番組を見ていると、ＡＫＢ48の曲が流れてきた。「シュートサイン」という小嶋陽菜の卒業シングルだった。考えてみれば、アイドルの曲を聞くのは久し振りだった。

♪たった一度の人生で　何度本気になれるのだろう
　傷つけられても　後には引けない　この恋〜

ぼくはふと昔のことを思い出した。ぼくは学生の頃から中森明菜の歌詞に魅かれ、おニャン子クラブにハマり、コンサートにも足繁く通う生粋のアイドルオタだった。いつしか仕事が忙しくなり、家庭をつくり、アイドルを追いかけることをしなくなっていた。

しかし本当にそれでいいのだろうか、とぼくは思う。人生の中で、本気になれるものに出会えるチャンスはそうそうない。例え後戻りであっても、アイドルをもう一度、追いかけても良いのではないか。——我に返ったぼくは、思わず叫んでいた。

「おお、カッコイイ！」

ＡＫＢ48には以前から興味があったが、この曲を聴いて、久し振りにアイドルオタクの血が騒ぎだした。

「現場に行きたい！」

早速、どうすれば劇場公演や握手会（後述）に参加できるか、ウェブで調べた。すると、これが想像以上にハードルが高いことがわかった。ＡＫＢの場合、チケットは公式サイトで扱っており、基本はすべて抽選制になっているのだが、少ないチケットにファンが殺到するため、争奪戦の様相を呈していたのである。

「そうだ、ファンクラブに入れば行けるかも」

音楽好きなら知ってのとおり、チケットの買い方は一般とファンクラブの二つにわかれており、後者のファンクラブの会員には優先的にチケットが回ってくることが多い。ぼくは公式サイトから「二本柱の会」というファンクラブに入会した。入会金一〇〇〇円、年会費四八〇円（！）を支払えばいいのだ。

いや、会費の支払い以外に一つだけ、入会条件がある。「推しメン」（応援したいメンバ）を決めることだ（サイト上で推しメンを選ばないと、入会手続きが完了しない仕組みになっている）。前田敦子や大島優子の時代しか知らないぼくは悩んだ（当時はメンバが大幅に入れ替わり、研究生も含めて一〇〇名ほどの大所帯になっていた）。

メンバ紹介ページを見て、手が止まった。「このコ、ぼくのタイプ！」。込山榛香さんだった。プロフィールを確認する。「千葉県出身、一九九八年九月十二日生まれ、血液型はB、チーム4所属」とある。ぼくより三十歳年下の十九歳の女の子だった。

「彼女を推しメンにしよう！」

かわいらしさときりっとした芯の強そうな瞳に一目ぼれした。

その後、込山榛香さんを推しメン登録して、無事に「二本柱の会」の会員になった。振り返れば、アイドルのファンクラブに入会するのは実に二十五年ぶりのことである。

時代の流れを感じた。会員証の発行はなくなり、イベント情報の確認や申し込みはすべて公式サイトからエントリになっていた。

しかし時代は変われども、アイドルを好きな気持ちに変わりはない。むしろ、現在のアイドルの世界がどうなっているのか、興味津々のぼくがいた。

こうして、権田真吾は「現場オタク」への道を再び歩み始めたのである。この時、すでに四十九歳であった。

この年もうれしい出来事があった。愚息が義務教育を終えて、高校に進学、ぼくも「ビジネスマネージャー検定」という商工会議所主催の公的資格に合格して、保有資格が一つ増えた。

思わぬ気付きもあった。「ビジネスマネージャー検定」とは企業の管理職として必要なスキルを問う試験なのだが、公式テキストを読んでいると、自分のコミュニケーションの稚拙さを感じずにはいられなかった。

まず、ヘルプデスク時代に部下を持った際、資格取得を業務命令だからと相手に問答無用で詰め寄ったのは暴挙であった。体育会系出身のぼくとしては、部下が上司に従うのは当然のことだと思っていた。

対してビジネスマネージャー検定のテキストには「年齢や経験、バックボーンの異なる相手とコミュニケーションを取る機会が確実に増えるので、部下に指示する時はその指示の背景にあるもの、必要性を相手にもわかるように時間をかけてでも丁寧に相手が納得できるように説明するべきである」と書かれていた。何のことはない、ぼくは今のトレンドと真逆のことをしていたのだ。

「体育会的な『ムリヘンゲンコツ』（相撲用語で、兄弟子が暴力で弟弟子に言うことを聞かせること）で相手をねじ伏せる時代は終わったよ。考え方を変えるべき」

ここで皆さんは不思議に思われるかもしれない。当時のぼくに部下はいないし、今後の出世の見込みも皆無。今さら上司としてのスキルを磨く資格を取ったところで、何の役にも立たないのではないかと。確かにその通りだ。

しかし、うつ病にかかることなく、順調に仕事をこなしていれば、管理職になっていてもおかしくない年齢である。「年齢にふさわしいスキルを身につけたい」という意欲はこんな苦しい状況下でも衰えることはなかった。

当時は入社して二十年目の節目の年だったが、仕事は減るばかり、ボーナスも最低ランクから抜け出せない有様。失地回復を図るべく、目標管理で資格取得を掲げて、奮闘するも上司からは「お疲れさま」という労いの言葉だけ。本当に心が折れそうな日々だった。

「込山榛香チャンに会いたい」

きつい仕事を終え、自宅に帰ると、会える機会が来るのをＡＫＢ48の公式サイトを見ながら考えるようになった。ただ、ぼくは彼女の動く姿や声を聞いたことがなかった。せめて会う前にどんな子なのか、テレビなどで見ておきたかった。

Ｅテレの「日本史講座」に出演していることを知って、放送日を確認、毎週金曜日の午後二時から放送と判明した。絶対に見たい！　と思ったら、あいにくその時間は仕事中で、我が家にはＤＶＤレコーダーなどの録画機器がなかった。どうするか。

ある日、午後年休を取って、その番組を見た。やや高めのかわいらしい声、ぼくは年甲斐もなく、ウルウルになった。

「推しメンに選んでよかった」

ちなみにこの番組、ぼくは中学生の頃、有料のテキストを買って、毎週見ていた。当時は三十分枠、講師の先生がテキストの内容を講義する形式だった。言わば、テレビ塾のようなものだろうか。

時代が変わったのか、二十分枠で、高橋英樹が進行役になり、ＡＫＢ48メンバ三人が生徒役という設定になっていた。一方通行の授業形式は固いイメージがあり、テレビ番組としては時代遅れなのかもしれない。

## 雇うつもりはあるのか。「障害者求人」の真実

ここで、ぼくの転職活動の経験を踏まえて、「障害者求人」について、少し説明したい。「障害者求人」とは文字通り、障害者を対象とした求人で、ハローワークをはじめ、インターネット上にも多数の求人サイトが存在する。

詳細は割愛させていただくが、企業や官公庁は障害者雇用促進法に基づいて、一定数の障害者を雇用する義務がある。ある程度の規模の企業は、法律に従って、決められた人数の障害者を雇い入れなければならないのだ。

ただし、未達（未達成）の場合でも障害者雇用納付金を納付すれば済むので、「障害者雇用が難しい」と感じる企業は「障害者雇用納付金」で対応しているのが実情だ。未達が続くと行政指導が入ることになっているが、障害者雇用を取り巻く環境は相変わらず厳しい。

給与も低く抑えられている。よくて、一般就労の八割程度だろう（悪いと五割程度のこともある）。面接に行くと、「給与が安いのは迷惑料だ！」と言わんばかりの人事担当者に遭遇

することもたまにある。

ぼくが希望していたIT技術者の障害者枠は比較的高給だが、障害への配慮（合理的配慮）を補って余りあるくらいのスキルがないと、採用には至らない。障害者が健常者並み、いやそれ以上の能力を求められるのだから、面接に進むだけでも大変なのだ。

配慮の内容も企業間で差がある。手厚い企業もあれば、そうでないところもある。ぼくの経験では、発達障害者の場合は、どんな配慮をしていいのか、企業の側がわかっていないことが多かった。

発達障害が世間で認知されるようになったのはざっくり言って、二十一世紀に入ってからであるのはすでに書いた。それ以前は研究者や一部の精神科医以外に障害の存在を知っている人はほとんどいなかったし、診断できる医療機関もほとんどなかった。比較的新しい障害の概念なので、企業側も手探りで対応しているのが実情だ。

加えて、発達障害者の場合、障害特性が一人一人異なる。「アスペルガー症候群」というカテゴリでも当事者ごとに事情が違う。

「Aさんでは通用したことがBさんでは使えない」といったことがよく起こる。ぼくのように手先が不器用で、資料をきれいに重ねて、三つ折りにすることさえままならない当事者もいれば、こうした作業が得意という当事者もいるといったことが一例である。「場の空気が読めない」「他人の気持ちを想像するのが苦手」「独特のこだわりを持っている」といった共通項的な特性も確かにあるが、そこから派生するトラブルは一人一人違うのだ。企業の側にしてみたら、お手上げというのが正直なところだろう。

話を実際の面接の場に移そう。障害者求人サイトを運営している会社が主催する合同面接会に何度か行ったことがあるが、基本は健常者のそれと変わりない。会場に複数の企業がブースを出しているので、興味のある会社の話を聞くという流れだ。

職種については、清掃員などといった現業や事務職が多い。正社員求人もあるが、契約社員や嘱託社員の募集もよく目にする。健常者の条件と比べると、、かなり見劣りする感じは否めない。

そんな状況下、目立つのは身体障害者の人たちだ。発達障害者とおぼしき人もたまに見かけるが、やはり肢体不自由で杖をついている方や補聴器をつけた耳の不自由な方が多い印象である。ハッキリ言えば、発達障害者はマイノリティなのだ。

実際、面接官に「どんな障害をお持ちですか?」と聞かれて、「アスペルガー症候群という発達障害を抱えています」と答えても、「どのような障害ですか?　どういった配慮が必要でしょうか?」といった流れになりがちだ。

〈これから一緒に仕事をしようという人間に関して、何の勉強もしてないのか? 本当に採用したいと思っているのか?〉

大手企業の障害者雇用の担当者ですら、このありさまだったので、一般のビジネスパーソンがアスペルガー症候群をはじめとした発達障害について何も知らないのは当然の帰結だと痛感した。ぼくが今の会社で何の配慮もされていないのも仕方のないことだった。


障害者求人は狭き門だ。数少ない求人に対して、大勢の障害者が殺到するため、競争率が激しいのだが、それを突破して、入社にこぎつけても、周囲の理解を得て、スキルアップを図り、業務に詳しくなったとしても、職場に定着するのは至難の業である。

とくにアスペルガー症候群の当事者は、他人の気持ちを想像することが難しく、場の空気を読むことができないため、周囲から疎まれたり、上司から叱責されることも多い。まして相手が発達障害に関して理解が足りないのであれば、なおさらその傾向が強くなるのだ。

幸か不幸か障害者求人の採用が決まらず、今の会社に残ることができたぼくの苦難は続いていく。

# 三章

# 現場オタ

# はじめてのコンサート（ＳＫＥ48／びわ湖ホール）

二〇一七年（平成二十九年）五月六日、ぼくはＳＫＥ48（ＡＫＢ48の姉妹グループで、本拠地は名古屋、栄に劇場あり）のコンサートに参加した。本当は込山チャンが出演する秋葉原のＡＫＢ48劇場に行きたかったのだが、諸事情でスケジュール調整が難しかったため、まずは近場のこのコンサートに行くことにしたのだ。

場所は滋賀県大津市にあるびわ湖ホールだった。収容人員二千人ほどの中規模の会場で、普段はクラシックのコンサートなども行われている、わりと格式高いホールのようだ。当時のＳＫＥ48もＡＫＢ48に負けず劣らずの人気、抽選でチケットが取れたのはラッキーだったかもしれない。

事前にネットで調べたところ、「ペンライト必須」とあったので、とりあえず、家電量販店でペンライトを購入した。ペンライトといっても、サイリウムと呼ばれる、色のついた光が発せられる棒のことだ。二十数年前はサイリウムを使って応援することは少なく、ぼくにとっても今回が初めての体験である。楽しみ！

ＪＲ大津駅から徒歩二十分ほどで、現場のびわ湖ホールに到着して、驚いた。会場の入り口付近には、開場を待ちわびるお客がわらわらと集まっていた。男性ファンはてっきりヤンキー風もいるかと思ったら、ごく普通の服装の人たちばかりだった。そう、ハッピにハチマキ姿のお兄さんがいないのである！

さらに周辺を散策してみた。たまに、応援しているメンバの名前を刺繍した丈の長い上着（いわゆる特攻服）を着た男性に遭遇する程度だった。一般のファンやオタクがいる一方、およそアイドルとは無縁そうなヤンキー風の男たちも混在する、あの一種独特の昭和のアイドルの現場の雰囲気がまるで感じられなかった。時の流れを感じた。

振り返れば、ＣｏＣｏの解散コンサートで東京ベイＮＫホールに行ったのは一九九四年（平成六年）八月、それ以来、アイドルのコンサートはご無沙汰だったので、実に二十三年ぶりの現場である。これだけ時間が経てば、現場の雰囲気が変わっていて当然なのかもしれない。ぼくはまるで、浦島太郎にでもなった気分だった。

しかも、座席は四階席の最後尾！　ステージからはもっとも遠い場所なのだ。そのかわり、後ろには誰も座っていない。もちろん席は前の方に越したことはないけれど、良い方に解釈すれば、最前列もまず当たらないが、最後尾の座席を割り当てられるのもそうそうない経験である。これはこれでアリだ。

入口では金属探知機によるボディチェックがある。その際は「両手を横に水平にして、上げること」と、主催者の公式サイトに書いていたので、その通りにして無事に通過できた。恐らくナイフなどの危険物を持ち込む人間をチェックしているのだろう。ぼくの時代よりもはるかに警戒が厳重になっていることに驚いた。

入口近辺でもう一つ驚いたことがある。来場するファンに向けた張り紙が出ていたのだ。コンサートの注意点が書かれていた。「ＭＣの最中は着席をお願いします」「進行の妨げになるような言動は控えてください」といった、ごく当たり前の内容だったが、紙に書かないと、伝わらない手合いがいるようだ（二十数年前は「暗黙の了解」だったような気がする）。さすがにちょっとマナーが悪くないか？

階段を使って、四階席へと向かう。扉を開けて、チケットに書いている席へ着席した。開演一時間前だったせいか、空席が目立つ。てっきり若い人が多いのかと思ったら、意外にぼくと同年代の人もいた。隣に着席した男性も四十代前半くらいの方だった。

「こんばんは」と隣の人に声をかけられた。二十数年前のコンサート会場では周囲の人とあいさつをすることはほぼ皆無だったが、これも48グループの暗黙のルールなのだろうと思い、ぼくもあいさつをし返した（本当に暗黙のルールなのかは不明）。ややギクシャクしながらも、わりと打ち解けた雰囲気になった。

せっかく、あいさつしたので、ＳＫＥ48のコンサートのルールを聞いてみた。前記のように、アイドルのコンサートには暗黙の了解事項がある。ぼくがアイドルオタクだった時代と、今のそれとで食い違っていないか確かめたかった。

「二十数年ぶりにアイドルのコンサートにやってきました。ＳＫＥ48のコンサート独自の決まり事はありますか？」

「一般的なアイドルのコンサートと変わりませんよ。周囲に合わせて応援する、開演中はステージからの指示に従う、ＭＣやバラード系の曲が始まったら、着席するといったところでしょうか？」

それなら安心だ。

「ところで、二十数年前は誰のコンサートに参加されたのですか？」

「ＣｏＣｏです」

「ああ、三浦理恵子さんがいたグループね。誰のファンだったの？」

「羽田恵理香チャンです」

声の高いところが好きなのだ。

「おお、かわいい系が好きですか？　ＳＫＥ48の推しメンは決めていますか」

「まだです」

「それだったら、福士奈央チャンを勧めるよ。家帰って調べてください」

「はい。それでは、よろしくお願いします」

「こちらこそ。楽しいコンサートになるよう、盛り上げていきましょう」

こんな感じで会話が続いた。四階席の最後尾ともなると、双眼鏡を使って、ステージの様子を見ている人もいた。不思議なことにぼくと同世代くらいの男性ばかりだった。この周囲のオジサン連中も大半はぼくのように十代からアイドルオタクをやっているのだろうか。みなさんなぜか、妙に場慣れしていた。


定刻の十九時にライブはスタートした。この日に備えて、「革命の丘」というニューアルバムを買って、予習してきたが、わからない曲もけっこうあった。ライブの時にしかやらない曲もあるというので、そのせいだろうか。かつてはおニャン子クラブのほぼ全曲の歌詞をそらんじていたぼくも、二十年以上のブランクには勝てなかった。

ライブ開始から早々、ファンの人たちが曲に合せながら色とりどりのペンライトを振り始めた。曲を聴くのと、応援がワンセットになっているようだ。ぼく自身、ペンライトで応援するのは生まれてはじめてだったが、見よう見まねで、ペンライトを振っていた。想像以上に楽しかった。

そのうち、ペンライトの振り方で感情表現していることもつかめた。前後に振っている時はノリノリ、左右はしっとり、前後にゆっくり振るのは楽曲のサビで使われているようだった。曲の合間には、コール（曲の特定の部分でファンが行う掛け声。ファンの間で自然発生的に作られ、浸透していったもの）と呼ばれる掛け声が、会場のいたるところから飛んでいた。

「あーよっしゃいくぞー！　タイガー！　ファイヤー！　サイバー！　ファイバー！　ダイバー！　バイバー！　ジャージャー！」

独特のコールに圧倒されながらも、こちらも見よう見まねで覚えた。その時、ステージの前方で気になる光景が目に留まった。一部のファンが、コールをしないで、腕組みをしながらステージを見ているのだ。周囲は盛り上がっているのに、彼らのところだけが浮いてしまっているような印象があった。

こうしたコールをするかしないかは個人の自由なので、とやかく言うつもりはないが、ある程度周囲に合わせるのがマナーのような気がする。周囲の人間が盛り下がるのはもちろん、ステージのメンバさんが見たら、悲しい思いをするからだ。今回のような四階席ならまだしも、一階席の前から五列目付近で腕組みして見ていたら、ぼくは違和感を感じる。あれはさすがにないだろう。

ステージはその後も大いに盛り上がった。曲はもちろん、MC（ステージ上で行われるメンバ同士のトーク。わざわざ時間を取って行う）も楽しいのだが、四階席の何が辛いといえば、ステージの様子がまったくわからないことだ。ほとんど豆粒のようにしか見えず、さすがに残念な気持ちになった。

対策としては、双眼鏡を使う手もあるが、応援に集中したいという気持ちもあり、持ってこなかった。しかしここまでメンバの顔がわからないと、せっかくのライブの楽しさも半減してしまう。ステージから席が遠い場合は、何らかの対策は必要になってくるかもしれない。これは次回以降、改善の余地ありだ。

そんなこんなで約二時間に及ぶコンサートが終了。最後は出演メンバがステージをバックに集合写真を撮って、終幕となった。ぼくは「お疲れさまでした！」とＳＫＥ48のコンサート初参加のぼくにいろいろ教えてくれた男性にあいさつをして、会場を後にした。久方振りに現場の空気を吸って、生きている実感が湧いてきた。めちゃめちゃ楽しかった！

帰り道では、会場付近にたむろしているハッピにハチマキのお兄さんがいるのではと一瞬思ったが、やはりその手のファッションに身を包んだ人はいなかった。ぼくの時代とは、現場の雰囲気が変わっているのは間違いないようだ。混沌とした空気が薄れたことに一抹の寂しさを覚える一方、安全になったのは良い傾向だった。

ただ、用事もないのに現場近くにいると、かつては不要になったグッズを高値で売りつけてくる手合いがいたので、念のため足早に会場を出た。この辺りは二十数年前とあまり変わっていないのか、終演後、会場近辺にたむろしている人は少なかった。当たり前と言えば、当たり前の話ではある。

ところで、仕事は総務部に在籍して、毎日出勤していたが、担当する仕事はさらに減って、干されメンバへの道をまっしぐらの様相を呈していた。出勤して、係長や同僚に聞き回り、ようやく仕事が見つかる日もあった。ぼくは仕事をやってもいいし、やらなくてもよかった。障害者だから会社に居させてもらっているだけだった。

「ぼくはこの会社で必要とされていない人なのだ！」と表現しがたい心境になった。人間はやはり、誰かに必要とされ、仕事をすることによって、生きているという実感が湧くものだ。それがないぼくは生きる屍と同じだった。

少し話を遡る。二〇一六年の夏、目標管理で掲げていたビジネス実務法務検定二級に合格した。部長に合格証書持参で報告したところ、

「それはよかった。ところで、それはどんな内容の試験なのだ？」

「企業の管理職が知っておくべき法律の知識を問う試験です」

「そうか、お疲れさま」

労いの言葉こそあるが、ボーナスが増えるわけでも、減額された給与が元通りになるわけでもなく、どうモチベーションを維持すればよいか、苦悩するばかりだった。辞めることもできず、会社に居場所もない。心がどんどんすさんでいった。

そんなぼくの心を癒してくれたのが、アイドルであり、48グループだった。

当時、ぼくは一人カラオケで、毎週のようにカラオケボックスに通っていた。やがて、単に歌うだけでは満足できなくなり、採点機を使って、自分の実力を測るようになった。ジョイサウンドの採点機なら、九十点（一般の人のカラオケレベルなら、聴いている人が「うまい！」と感じるそうだ）超えを出せる曲が二十曲以上ある。

最初は中森明菜や工藤静香といった年齢相応の曲を歌っていたが、いつの間にか、48グループの曲を歌うようになっていた。古いものが、新しいものに取ってかわる。アスペルガー症候群の特性もあり、興味のあることにのめり込むぼくは、休憩も挟まず、何時間もぶっと

おしで歌い続けた。

気が付けば「シュートサイン」に始まり、「365日の紙飛行機」「君はメロディー」といった定番曲から「純愛のクレッシェンド」のような、オタク御用達の曲までこなすようになっていった。彼女たちの曲を歌っている時、会社での苦しい状況から少しだけ精神が解放され、心が落ち着く感覚も覚えた。

AKB48の「現場オタ」になり、ぼくはひと時だけ、現実を忘れて、ホッとできる居場所を見つけた。

# はじめてのイベント（ＡＫＢ48／ユニバーサルスタジオジャパン）

二〇一七年（平成二十九年）六月三日、ぼくはユニバーサルスタジオジャパン（ＵＳＪ）に向かっていた。言わずと知れた、ディズニーランドと人気を二分する、関西圏の遊園地だ。ここで行われるＡＫＢ48のミニライブに参加するため、早朝から電車に乗った。今回も込山チャンは出演しないのだが、やはり地元の大阪から近い会場なので、初めてのＡＫＢ48のライブを見ておこうと思ったのだ。

ミニライブとは、その名前のとおり、曲数やメンバを限定したライブのことで、イベントの一環として行われることが多い。ちなみに今回は「限界突破ライブ」と銘打って、ＵＳＪのフリーパスとセットでお値段、一万一千円と、なかなかの価格である。普段から金欠のぼくには結構、痛かった。

例によって公式サイトからエントリして、当選した。最寄りのコンビニで発券してもらい、指定されたエリアを確認したところ、そこそこいいポジションではないかと思ったが、案の定、メンバの顔がある程度見える位置を手に入れることができた。前回のコンサートは遠すぎて何もわからなかっただけに、楽しみだ。

開演三時間前に現地到着、休日のＵＳＪは家族連れから子供、カップルまで、大勢のお客さんでにぎわっており、アトラクションなどの前には長蛇の列ができていた。そんな中、ぼくは指定された待機列に並んだ。

今回参加のファンも、オジサンのグループが多そうなイメージだったが、カップルで来ている人たちもいて、「これも時代なのかな」と複雑な気持ちになった。アイドルの音楽がカジュアルになったため、ライトなファンも増えているのだろう。現場の混沌とした雰囲気がなく、いかにも明るい空気なのだ。

翻ってぼくが若い頃は女性とアイドルイベントの現場に行くなど、考えもしなかった。何度もいうように周囲にはヤンキー風の男たちがたむろし、うっかり絡まれたら、お金を取り上げられることもあったのだ。彼女とデートする場所ではないし、連れていきたいとも思わなかった。現場は絶対に「お一人様限定」なのである。

開演三十分前、待機列が動き出す。そのままステージ近くの所定の位置まで移動した。ステージのバックにはＵＳＪでは有名な地球儀が模してあるオブジェがあった。ぼくらは地上からオールスタンディングでライブを見る形になっていた。イメージよりもステージが遠かった。

この日のために新調したメガネが早速役に立った。ぼくは近視なのだが、パソコンを四六時中見ているせいか、視力が年々落ちていた。遠くが見えないと、ライブで困ると考え、メガネを新調したのだ。思わず「よく見える！」と叫んでいた。これならメンバさんの顔もしっかりわかるので、一安心だ。

開演十五分前にトイレに行ってきた。二時間以上、トイレに行ってなかったので、まずは落ち着きたかった。ミニライブとはいえ、それなりの長丁場である。うかつに我慢して、ぼくの膀胱が限界突破したらシャレにならない。

定刻にライブはスタート、ステージに十五、六名のメンバが登場した。事前の情報どおり、ＡＫＢ48メンバだけでなく、姉妹グループ（地方都市に拠点を置く48グループの総称）からも山本彩や松井珠理奈といった各グループのエースが集まっていた。有名メンバが見れて純粋に喜んだ。

曲もわかりやすかった。「恋するフォーチュンクッキー」や「フライングゲット」など、シングル曲中心のセットリストだった。ライブ中は当然、コールなどもしながらノリノリで応援した。野外でしかも昼間だったので、ペンライトの出番はなく、むなしく手に握っているだけだった。ちょっと恥ずかしかった。

「かわいい！　かわいい！　みーおん！」という向井地美音チャンへのコールを聞いて、「ここではこういうコールの仕方をするのだ」と、一つ学習することができた。コールは自然発生的にファンの間で作られるものなので、現場に行かないと聞けないケースもある。少なくともぼくは彼女へのコールを知らなかった。

ウェブサイトや雑誌で事前に知識を得るのはもちろん大切だが、現場に行って、実際に見聞きして覚えるのもオタクである。

おもしろかったのは自己紹介のキャッチフレーズだった。ＡＫＢの場合、メンバが自己紹介の時に一歩前に出て何かしゃべることがあり、各メンバが一人一人、お決まりのセリフ（キャッチフレーズ）を持っているのだ。これが面白いかどうかで、現場で爪痕を残せるかどうかが決まってくるため、皆さんそれぞれ工夫を凝らしている。中でも興味を引いたのはＮＭＢ48・白間美瑠チャンのそれだった。およそ、こんな内容である。

「ねぇ！　ねぇ！　ねぇ！　見るの？　見ないの？　どっちかな？（みる〜）みるもみんなの事をみるみるっ！」

ちなみにかっこの部分は客席のファンが担当する。彼女の名前の「美瑠」と「見る」をかけつつ、観客の合の手も取り入れた、何とも個性的なキャッチフレーズだった。もちろんぼくも美瑠、見る！

ライブは一時間ほどで終演になった。六月初旬とはいえ、屋外は意外に暑く、メンバの健康面を考えてのことだろう（むろん真相は定かではない）。ファンも中高年が多く、一時間くらいがちょうどいい長さだと思う。語弊はあるが、こんなところにも「少子高齢化」の影響を感じた。いや違うか。

このイベントに合わせて、メガネ以外にもウエストポーチを購入した（屋外で立ち見ということで、前後左右の間隔が狭いことが想定されたので、リュックサックはじゃまになるのではないかと思い、購入した）。実際は思ったほど、間隔は狭くなかったので、リュックサックでも結果的には問題なかったが、無難な選択をするのも現場オタの条件のように思う。現場で存分に楽しめるよう、不確定要素をあらかじめ排除しておきたいのだ。オタクには心配性なところがあった。

楽しむと言えば、ライブが終わった後、携帯ゼリーを一気に流し込み、アトラクションに二つ乗った。一日フリーパス券が付いていたので、使わないのはもったいないと思ったのだ。待ち行列が短く、スリルを味わえそうなものを選んだ。「せっかくだし、何か乗り物に乗って、帰ろう！」と、いつになくポジティブな気持ちになっていた。きっとライブの高揚感がそうさせたのだ。

帰宅途中のＪＲゆめ咲線の中で、今日のライブに出演していたＨＫＴ48の宮脇咲良のロゴが入ったＴシャツを着たオジサンが乗っていた。どこにでもいそうな普通の中年男性といった感じの方だった。自分の推しを周囲にアピールしつつ、彼女たちのＴシャツを着ることで、少しでも応援したいのだ。これもまたオタク独特の発想だった。

ちなみにぼくもおニャン子クラブのファンをやっていた頃はメンバが番組で着ていたブランドのＴシャツを着ていた。確か、HIP'S ROADというブランドだったと思う。当時、流行っていたのに加えて、服装でも好きなアイドルに近づきたいという気持ちもあった。いま目の前にいるあのオジサンは、当時のぼくの姿でもあるのだ。

話はがらりと変わる。総務部での仕事はますます減り、副業探しに奔走するようになった。空いた時間を有効活用して、少しでもお金を稼ぎたかったのだ。恥ずかしながらインターネットで見つけた怪しいネットビジネスの説明会に参加したこともある。もともと信じやすい性格もあるのか、ぼく自身、こうした話に免疫がなかった。

結果からいうと、ぼくはこの手のマルチ商法まがいの商売には手を染めなかった。ビジネスの問題点に気付いたというよりは、実際に話を聞いて「こんなことでお金を稼いでいる人もいるんだ」と驚くことばかり、とても出来そうにない話がほとんどだった。もし出来そうな話だったらやっていたかもしれないと思うと、助かったとも言える。

不幸は続く。この手の説明会に出るためにフレックスタイムを使うものだから、給料が数千円単位で減り、さらに自分の首を絞めるという悪循環にいつの間にか陥っていた。お金を稼ぐためにお金を使うなんて、我ながら馬鹿もいいところだ。まったく自分の身の丈に合っていなかった。

結局、ウェブサイト上で原稿を書いて、報酬をもらう、ライティングでお小遣い稼ぎをするのが精一杯で、大きく家計の足しになるような副業を見つけることはできなかった。それでもオタ活の費用を捻り出すためには、細々と書き続けるしかない——、と、ここまで言っておいて何だが、我が社は副業が禁止だ。

就業規則で副業禁止を明記している企業は多い。本業が疎かになる、会社の情報が社外に持ち出されるおそれがあるといったことが背景にある。ぼく自身、まともな給料をもらっていたら、副業には手を出していなかったに違いない。場の空気は読めずとも、規範意識は持ち合わせているのだ。

ただ、月給十六万円で八万円近い住宅ローンを払って、残りの金額で生活できるはずもなく、暮らしはきつくなるばかりだった。もし副業がバレたら最悪、解雇される可能性があっても、ぼくはやるしかなかったのである。お金が無い、会社は仕事がない、バイトも続けるしかない。ぼくは八方ふさがりの状態だった。

閉塞感に包まれたぼくの心を和ませてくれたのはアイドルの存在だった。ＡＫＢ48の公式サイトでイベント情報を見たり、ＳＮＳでメンバのアカウントをフォローして、次の活動に赴くのを楽しみにする日々だった。彼女たちのことを考えるとき、ほんの少しだけ辛い現実を忘れることができた。

# はじめての劇場公演（AKB48／AKB48劇場）

二〇一七年（平成二十九年）六月二十日、ぼくははじめて、東京・秋葉原にあるAKB48劇場に足を踏み入れた。これまで都合が合わず、会いたくても会えなかった彼女と、ついに対面できることになったのだ。ぼくの気持ちはかつてないほど高ぶっていた。

「早く、込山榛香チャンに会いたい！」

振り返れば、ぼくはAKB48の公式サイトの公演予定を毎日欠かさず、チェックしていた。AKB48の場合、劇場公演はチームごとに行われるため、彼女が所属する「チーム4」の公演日と仕事の都合を勘案して、年休が取れそうなタイミングを計っていた。ぼくが行ける日に、彼女の公演があれば、ビンゴだ。

説明すると、AKB48は「チームA」「チームK」「チームB」そして「チーム4」「チーム8」と五つのチーム編成になっている。劇場公演自体はほぼ毎日行われているものの、公演は一日に1チームだけ。ぼくのスケジュールと彼女の出演日を合わせるのが難しく、時間がかかってしまった。それがついに、今日、会えるのだ！

ここで皆さんは何かに気付かなかっただろうか。チーム名の「A」「K」「B」「4」「8」の五つの頭文字を上から順に並べていくと、一つの言葉になる。そう、「AKB48」の一文字ずつをチーム名に冠しているのだ。運営側の仕掛けだが、こんなところにも遊び心を感じて楽しいのがオタクである。


話を戻そう。当時のチーム4は「夢を死なせるわけにはいかない」というタイトルの公演を行っていた。少しでも早く、推しメンである込山さんに会いたいぼくはユニバーサルスタジオジャパンでのイベントの興奮冷めやらぬ中、六月二十日の公演にエントリした。前の公演からわずか十七日後に行われる劇場公演だった。「遠方枠」という首都圏以外の地域に住んでいるファンを対象とした枠で応募した（余談だが、他にファンクラブである二本柱の会の会員枠や女性枠などがある）。

結果は◯。遠方枠で無事当選したのはいいが、開演時間が十八時半というのが少し気になった。ぼくはこの時、仕事を早退してそのまま東京に行き、公演が終わったらその日のうちにとんぼ返りし、翌日の仕事に出ようと思っていたのだ。干されメンバとはいえ、休むのは抵抗があった。終演が二十時半として、新大阪行きの最終列車に間に合うのか、微妙なタイミングだった。

思い切って、劇場に電話を入れた。応対してくれた相手に事情を説明すると、「その日はとあるメンバさんの生誕祭（誕生日を祝うイベント込みの公演）なので、少し時間が延びる可能性があります」とのことだった。場合によっては、終電に間に合わないことも想定された。ただ、ぼくはどうしても推しメンの込山チャンに会いたかった。

「せっかくの機会なので、行きたい！」

ぼくはＪＲ秋葉原駅近くのカプセルホテルを予約し、万一に備えた。もし終電に間に合わなかったら、ここに一泊して、翌朝の始発で帰って来れば、仕事にも間に合うだろうと考えたのだ。反対に終電に間に合った場合は、ホテルをキャンセルすればいいだろう。ちなみにキャンセル料はかからないとのことだった。

公演の数日前、課長に午後年休の申請を提出、往復の新幹線のチケットを手配した。往復で三万円弱の出費だが、新幹線のチケットは金券ショップで買って、少しでも経費を節約している。この時も大阪・梅田の地下街にあるなじみの金券ショップで特急券付きの乗車券を二枚購入した。一枚は早速、ＪＲ大阪駅のみどりの窓口で東京行きの乗車券に充当した。帰りはまだ、予定が立たないので、とりあえず保留した。

当日は午前中で勤務を終えて、一度自宅に戻り、スーツからジーンズとポロシャツに着替えた。ペンライト、身分証明書、チケットなどがリュックサックに入っているか、確認して自宅を出た。早く込山チャンに会いたい。そう思うと自然と早足になった。

ＪＲ新大阪駅で、総菜パンを調達した。腹が減ってはなんとやらで、行く前に空腹を満たしておきたかった。通路側の予約した席に座り、おもむろに調達したパンを食べた。腹が膨れたので、持参した文庫本や新聞を一通り読んだ後、少し眠った。これから始まる「お楽しみの時間」に向けて、エネルギーを充電していた。

東京駅に十六時過ぎに到着、すぐに山手線に乗り換えて、秋葉原駅に向かった。数分で秋葉原駅に着くと、あらかじめ用意していた地図を元に劇場をめざした。アスペルガー症候群のぼくは、空間認知に難があり、はじめて行く場所に地図やスマホのアプリを使っても、なかなかたどり着けないという問題点も抱えている。簡単に行けそうなところでも、決して油断はできないのだ。

財布の中を見た。小銭がほとんど入っていなかった。「これはマズい！」と思い、ぼくはすぐに銀行のＡＴＭで小銭を下ろした。現場で喉が乾いたときなど、小銭を使う機会は意外と多いので、持っておいた方が良いと思ったからだ。オタク特有の心配性な気質もあり、少しの不安要素も見逃したくなかった。

劇場が入っている商業施設（ドン・キホーテ）に到着すると、エスカレーターに乗り、目標階の八階へと向かった。ここにAKB48劇場があるのだ。エスカレーターの側面に延々とAKB48の写真が飾ってあった。歴代シングルのものだろうか、けっこう古いものもあった。ぼくはそれらを眺めながら、ついに憧れの現場に来たという高揚感で、体が震えてくる感覚を覚えていた。

八階のフロアにある劇場入口に着くと、すでにチケットの購入開始に合わせて待機列ができていた。公式サイトで当選した後、チケット引換券が発行され、現場でお金を支払う仕組みなのである。ぼくは「遠方枠」の列にすぐさま並んだ。会員枠や女性枠など、「枠」によって並ぶ場所が決まっているからだ。

そこに白いTシャツを着た若い男性がトコトコとやってきた。何だろう？　と思ったら、相手が「ペンライト、使っていただけますか？」と話しかけたきた。「あ、いえ、結構です」と、ぼくは即座に待機列を離れた。「これがかつてのハッピにハチマキのお兄さんの48版なのか？」と思ったのだ。

曲がりなりにも昭和の頃のアイドルのイベント現場を知っている世代なので、この手の人と会話をするのはちょっと怖さを感じていた。うっかり、ペンライトを受け取って、終演後に「利用料として○○万円もらうよ」などと言われたら、たまったものではない。万一、支払いを躊躇したら仲間が一気に集まってきて、暴力を振るわれるのではと、恐怖が先にたってしまった。

しかしこれはぼくの杞憂であった。後でわかったのだが、この日の生誕祭の主役である村山彩希さんを応援するためにペンライトを統一したかったので、配布をしていたようである（終演後、ペンライトが回収されているのを見たので、間違いない）。白いTシャツの男性には悪いことをしたなと今でも反省している。もし、お目にかかることができるなら、当時の非礼を詫びたいくらいだ。

ここで読者諸氏にお断りさせていただきたいことがある。今後、こうした現場でのぼくの行動や考え方について、書いていく機会が多くなってくるが、ぼくが書いていることはあくまで、ぼくの私見であり、異論を持つ人もいるし、ぼくの主張が絶対に正しいと断言するつもりは毛頭ないということだ。

アイドルオタクとしての考え方や立ち位置は人それぞれだし、百人のオタクがいれば、それこそ百通りのスタイルが存在する。ぼくと異なる考え方や行動様式をヨシとする人を攻撃したり、執拗になじる気もない。その人の「オレ流」も結構だ。ただし、ぼくのスタイルと相容れない人と現場で行動を共にするのはお断りである。声をかけられるのも不快なので、悪しからずご了承願いたい。

かなり強い口調で自己主張をしてしまったが、本題に戻ろう。待機列を一度離れたぼくはチケットの販売が始まっていたことに気付き、窓口で身分証明書（運転免許証を提示した）を出して、チケットを手に入れた。その後、コインロッカーにペンライトだけを取り出した状態で荷物を預けた。

トイレを済ませて、再び、列に戻り、入場開始を待った。何分ぐらい経っただろう、ついにその時がやってきた！　会場には係員からの呼び出しで一人ひとり入場することになっているのだが、ぼくの「遠方枠」が入場する順番がやってきたのだ。ぼくは係員の指示で、中へと入ることになった。

劇場へつながる扉が開き、金属探知機が設置されたゲートに吸い込まれていく。無事にゲートを抜けると、そこには夢にまで見た、劇場があった。。前方にステージがあり、その手前には客席がずらりと並んでいる、小さな劇場だった（定員二五〇名）。瞬間、目に飛び込んできたのはファンクラブの由来にもなっている「二本柱」だった。

この劇場には、ステージから向かって右と左に、太さ一メートル程度のコンクリートの柱が立っている。ビルの構造上、取り外すことができなかったようだ。その後ろの方はステージが見にくいので「クソ席」、逆にそれ以外の席は見やすいので「神席」とファンの間では呼ばれていた。さらなるポイントはＡＫＢ48劇場は自由席なので、入場の順番が遅くなると、このクソ席に座らされる憂き目に遭うということだ。

もっとも遠方枠の場合は、この心配はなかった。遠方枠に割り当てられているエリアは、二本柱からはズレた位置にあるため、視界をさえぎられることなく、ステージを見ることができるのだ。ぼくも後から知ったので、偶然と言えば偶然なのだが、込山チャンに会いにきたこの日に神席をゲットできたのは、望外の幸運であった。

『遠方枠』と書いたシートがかぶせてあったエリアに足早に移動、空いている席に滑り込んだ。隣の席に座っていた男性と目が合ったので、「こんばんは」とあいさつをした。人見知りのぼくは普段は自分から誰かに話しかけることはないのだが、ＡＫＢ48のオタクの間ではこれが暗黙のルール（？）だと以前に学習したからだ。劇場に来たことで普段以上に、気分が高まっていたのもあったかもしれない。

「こんばんは、どちらからお出でになったのですか？」

相手も挨拶をし返してくれた。

「大阪です」

「おお、私は九州の○○から来ました。公演が終わったら寝台列車で帰ります。明日仕事なので」

ぼくと同じだ。

「それは大変ですね。アキバにはひんぱんに来られているのですか?」

「実は初めてです。博多の劇場（HKT48という姉妹グループの本拠地である）は百回以上経験していますが、本店（秋葉原の劇場をオタクはこう呼ぶ）は初めて来ました」

「ぼくもはじめてです。どうぞよろしくお願いします」

「こちらこそ。推しメンは当然、ゆいりーさんだよね?」

今日の主役・村山彩希《むらやまゆいり》さんのことだ。

「申し訳ありません、違います」

「エッ、じゃあ、どうしてこの場に?」

「込山榛香チャンにどうしても会いたくてエントリしました」

「ああ、込ちゃん推しだったのか。今日、出演予定だったね。そうか、そうか、彼女もチーム4所属（この日の公演はチーム4の公演である）だったね」

「はい。仕事の都合で今日しか予定がつかなかったので」

「話は変わるけど、HKT48に推しはいる?」

「特にいませんが、松岡はなチャン、かわいいですね」

この子もけっこう好きなのだ。

「おお、そこに来るのか…ぼくは山下エミリー推しだよ」

ぼくより若干若いと思われる男性（不惑はとうに超えているように見えた）だったが、博多の劇場に百回以上入ったことがあるとは相当なガチオタ（筋金入りのオタク）である。ぼくはコンサートとミニライブを含めて、今回が三回目のイベントの参加だ。ＡＫＢグループの現場オタとしては天と地ほども差があった。

ちなみに、一人カラオケで48グループの曲をあ行から順に歌って、歌えない曲に遭遇することがほぼないとのことだった。ぼくもカラオケは練習しているが、残念ながら歌えない曲もまだまだ多い。どこの世界にも上には上がいる。ぼくなど、一介の新参者に過ぎない。

開演が迫った頃、この男性から思わぬ発言があった。「声、出さないとダメかな？」と聞かれたのだ。ＡＫＢのファンの間では、コールによって観客自ら場を盛り上げるのが定番になっているが、彼は大人しい性格なのか、そうした行為が苦手なようだった。ガチオタにも色々なタイプがいるものだ。

ぼく個人としてはコールはした方が良いという意見なのは、以前にも書いた。こうした場合、アスペルガー症候群の特性により、自分の価値観を押し付けがちなのがぼくの傾向である。彼に対しても、「声は出した方がいい」と言っても不思議ではなかった。しかし、結果的にぼくはそうしなかった。

「いや、無理に出す必要はないと思いますよ」

アスペルガー症候群の当事者は、経験的な学習によって適切な行動を覚えることができる。今回のケースでは、過去の人間関係のトラブルから、自分の価値観を押し付けるより、相手の気持ちを尊重した方が無難であろうと考えたのだ。健常者なら簡単にできそうなこうした判断も、ぼくたちには一苦労なのだ。

「ただ、ＳＫＥ48のコンサートに参加した際に古参のファンの方から『周囲に溶け込むようにしてください、くれぐれも周囲から浮くような言動は慎みましょう』とアドバイスを受けたことがありますよ」

彼自身がコールをしないのはいいが、周りから浮くようなことをしていたら（例えば、つまらなそうにしているなど）、ファンから反感を買った揚げ句、その場で文句の一つも言われかねない。場合によっては、後でネットに晒されるようなケースもあるから注意が必要だ。

さらに付け加えると、現場にはライブの最中に周囲のオタクたちを小馬鹿にするような心無いファンも散見される。見方を変えれば、そうしたことさえなければ、周囲のファンたちも彼のことを気にしないでいてくれるということだ。アイドルの現場と言えども、他人への気遣いは大事だ（アスペルガー症候群の特性で、他人の気持ちを想像するのが難しいぼくが言うのもナンではあるが）。

「それが基本だね。楽しい時間にしましょう！」

「はい！　よろしくお願いします」

会話はここで途切れ、幕が上がった。

劇場内にお約束のかけ声が響き渡って、十六名のメンバが舞台に登場した。ぼくは必死にあの人を探した。「あっ、込ちゃんがいる！　本物、すごくカワイイ！」。ステージの向こうに込ちゃんを見つけた時は、おおはしゃぎだった。彼女の大きくて意志の強そうな瞳がキラキラしていた。

「ロマンス、イラネ」という意味深なタイトルの曲で公演はスタート、ムーディーかつアップテンポな曲でメンバが歌って踊る中、ぼくは当時、研究生だった千葉恵里チャンのパフォーマンスに目が釘付けになった。長身で身のこなしが軽く、舞台で映えるのだ。こんなにオーラがある子だったなんて！

この日は岡田奈々さんが出演していた。圧倒的な歌唱力と美貌に息を飲んだ。マイクスタンドを握りしめて熱唱する姿は「カッコイイ！」の一言に尽きる。ショートヘアに大きな瞳が印象的な方だった。彼女も凄い！

推しメン以外の話題が続いてしまったが、新幹線に二時間半乗って、大阪からやってきたのは込山榛香チャンに会うためである。彼女の話をしよう。

MCの時に彼女が出てくると、ぼくは舞台をじっと見つめていた。初めて聞く推しメンのナマの声、少し高めのかわいらしい声だった。彼女のキャッチフレーズ「今日もみんなでー？　こみはるスマイル！」も大興奮だった。

お気づきの方もいらっしゃると思うが（いや、いないか）、かつてぼくがファンだった生稲晃子さんや羽田恵理香さんもやや高めの声である。そう、ぼくは高い声のアイドルが好きなのだ！　込ちゃんの高い声でキャッチフレーズが聞けて、ぼくは心をわしづかみにされるほどの感動を覚えた。最高！

キャッチフレーズと言えば、岩立沙穂さんの「やっほー～さっほー」もユニークで、印象に残った。彼女も込山チャン同様、かわいらしい感じの方なので、やはりぼくは似たタイプのメンバさんがお気に入りになる傾向がある。人間の性癖とは不思議なものだと、改めて感じた瞬間でもあった。

劇場公演に入って周囲を見渡すと、案外、同世代の男性が多かった。若い人もいることはいるが、四十代以上の割合が高めだった。恐らくみなさん、ぼくと同じように若い頃からアイドルオタクをやっていて、いまだに続けているクチではないのだろうか。ＡＫＢ48にはぼくたち中年ファンをハマらせる、何かがある気がした。

女性の入場者もチラホラ見かけた。こちらは若い方が多い印象だった。世の中には同性の女の子のアイドルが好きという人たちもいる。特定の誰かのファンでもあると同時に、アイドルという世界観そのものに憧れを抱くタイプだ。彼女らもまた女性オタクであると言っていいだろう。

劇場公演中、ぼくには気になることがあった。公演で使われている曲はＣＤでリリースされているシングル曲もあるが、公演用に準備された、当該公演に行かないと基本的に聴けない曲もけっこうある。そういった曲も含めて、フルサイズ覚えなければ、合いの手を外して、周囲から白い目で見られるのではないかと、内心ビクビクしていたのだ。前回と同じく、ぼくにはわからない曲があった。

が現実には、そこまで厳しくはないようである。ぼくがわからない曲でだまっていても、特に不快そうな目で見られることもなかった。ただし、知らない曲だからといって、つまらなさそうな顔をしたり、ペンライトを消して、スマホを操作するのはご法度だ。これは隣の彼にも説明したとおりだ。

せっかくの現場である、思いっきり楽しみたいというのがぼくのスタンスだ！　知らない曲は次回までに覚えればよい。曲名や歌詞はインターネットで容易に調べられる。特段、難しい話ではない。さあ、ノリノリでいくぞ！


はじめての劇場公演もいよいよフィナーレが近づきつつあった。長かったような、短かったような、不思議な感覚にぼくは捉えられていた。当初はジャンプ禁止、着席したまま、ペンライトもしくはうちわで応援というスタイルに戸惑ったが、慣れてくると案外、楽しいものだ。

アンコールに入って、当時の最新曲「願いごとの持ち腐れ」が披露され、いよいよ、生誕祭が始まった。お誕生日ケーキセットが舞台に用意され、主役の村山彩希さんあての手紙が朗読された。楽しかった時間もこれで本当に終わり。ぼくは余韻と寂しさでこみ上げてくるものを感じていた。

終演後の「お見送り会」（舞台に出演者が整列して、入場者がスタッフの指示に従って、その前を通過していく劇場公演のイベント）にも参加した。手を振りながら、メンバの目の前を通り過ぎるのだが、推しメンである込山榛香チャンに会えて、楽しいひと時を過ごすことができた。ぼくは彼女に対して精一杯の感謝の意味を込めて、思い切り手を振った。彼女がこっちを見てくれたのが嬉しかった。

そうそう、岩立沙穂さんにどうしても振り向いてほしくて、思わず、「お疲れさまでした！」と大きな声を出してしまった。ＡＫＢ48劇場では、ファンが声を出すこと自体はルール違反ではないものの、急に誰かから話しかけられたら、びっくりする可能性もあるだろう。さすがに「無作法だったかな」と今でも反省しきりである。

帰りのことも書いておこう。秋葉原駅に到着後、みどりの窓口で新幹線の指定券を取ろうとしたが、時間が迫っていそうだったので、とりあえず、東京駅に向かい、東京駅の窓口で新大阪着のぞみ号最終便のチケットを取った。気がかりだった終電に何とか間に合い、ぼくはほっと胸を撫でおろした。

少しだけ時間があったので、キオスクでサンドウィッチを買った。ここまではよかったが、リュックサックの中を見ると、何やら、デパートの紙袋らしきものが出てきた。今日の生誕祭の主役である村山彩希さんあての誕生日プレゼント（ハンカチ）が入っていた。せっかくの誕生日なので、何か渡したいと思って事前に買っておいたのに、すっかり頭から抜け落ちていたのだ。

「しまった！　劇場の窓口で渡すのを忘れていた！」

ＡＫＢグループの場合、ファンが直接、メンバにプレゼントすることは禁止されているかわりに、劇場の窓口で品物を預かってくれることになっているのだ（本当にメンバに渡してもらえるかは不明である。あまりに変なプレゼントはさすがに廃棄される可能性もあるだろう）。何たる失態！　と思ったら、これはリカバリーができた。

後で調べたところ、ＡＫＢ48劇場では、ファンからのプレゼントを郵送でも受け付けてくれることがわかったのだ（具体的には、インフォメーションというところで預かってくれる。ただし、一万円以上のプレゼントは禁止）。どうしても彼女にハンカチを渡したかったぼくが、翌日、郵便局から劇場あてに発送したのは言うまでもない。


二十一時二十分頃、新大阪行き・のぞみ号が東京駅を出た。ぼくの隣りの席にはスーツ姿の男性が座っていた。仕事で東京と大阪を往復している人を横目に（あくまでぼくの勝手な思い込みであり、本当に往復してるかどうかは定かではない）ぼくは劇場公演の余韻に浸っていた。本当に今日は楽しかった！

新横浜駅にさしかかった頃、ぼくは秋葉原のカプセルホテルにキャンセルの連絡をしていないことに気付き、デッキに行って、携帯電話を取り出して、連絡を入れた。「またのご利用をお待ちしております」と言われ、申し訳ないことをしたと、これまた反省しきりだった。ワゴンサービスでバニラアイスを買い、スプーンで溶かしながら食べていた。

二十三時半を過ぎた頃、新大阪駅に到着した。在来線を乗り継いで、自宅近くの最寄駅に着いた時にはすでに日付が変わっていた。自宅に向かう道すがら、コンビニでスイーツを買って、帰宅後、シャワーを浴びてから、おもむろに食べた。

パソコンを立ち上げると、公演に関するアンケートが送られてきていた。今日の公演に関するものだったが、内容を確認して、すぐに返信した。

翌日はいつも通り、朝九時に出勤した。もう、この頃は気力、体力とも限界、朝から通勤電車の中で眠りこけていた。コーヒーや滋養強壮剤をいくら飲んでもまったく効き目がなく、「疲れた!」といつも心の中で叫んでいた。

しかしこの日のぼくは少し違った。相変わらず「仕事を見つけるのが仕事」みたいな状態がずっと続いていたが、なぜか憂うつな気分にはならず、同僚にも自然と話しかけることができたのだ。前日の劇場公演がぼくのメンタルにポジティブな作用をもたらしてくれたのは間違いなかった。

## いざ、博多へ！（ＨＫＴ48／西鉄劇場）

二〇一七年（平成二十九年）七月二日、ぼくは九州の玄関口、博多に向かっていた。車窓の流れる風景を見ながら、以前、博多に来た時のことを思い出していた。宅地建物取引主任者（現在の宅建士）の免許を交付してもらうため、どうしてもかの地に行く必要があったのだ。あの時から考えると、関門海峡を越えるのは十数年ぶりである。

新大阪駅を八時二十分過ぎに発車した新幹線で九州を目指した。今回の博多行きは、宅建士の免許のためではなかった。推しメンの込山チャンとは別の女性が気になり始め、どうしても彼女に会いに行きたくなったのだ。ＨＫＴ48の劇場公演を見るためである。

「シュートサイン」の映像を見ていた時、センターの小嶋陽菜さんの後方に細身でかわいらしい顔立ちのメンバが映った。「あっ、ぼくのタイプ！」。思わずそう叫んでいた。込山チャンや岩立沙穂さんの例を出すまでもなく、ぼくはかわいらしい女性がお気に入りになる傾向がある。

松岡はなチャンというHKT48（九州・博多を拠点に活動しているAKB48の姉妹グループ）のメンバさんだった。公式サイトで調べると「千葉県出身、血液型はA型」という記述があった。当時十七歳、ぼくより三十三歳年下の女の子だった。もとより、アイドルとファンの間に年齢差など関係なかった。

「はなチャンに会いたい」と思ったぼくは、彼女が所属する「チームTⅡ」公演のスケジュールを確認、七月二日の昼公演だったら日曜日で、日帰り可能と判断し、遠方枠でエントリした。前回六月二十日に東京秋葉原の劇場公演に訪れてから、約二週間後の公演だった。この短期間に二度の劇場公演の参加とは我ながら度を越していた。でも会いたい気持ちが止められなかった。

数日後、当選連絡が入ったので、金券屋で新大阪〜博多の新幹線チケットを購入、みどりの窓口で時刻表を見ながら乗車する列車を決め、発券してもらった。チケット代と往復の交通費を合せると、費用は三万円を超えた。バイトを始めたとはいえ、生活が苦しいぼくにとっては結構な出費だった。

当選通知に身分証明書の他、エントリ時に申請した住所あてに届いた郵便物を一通持参と書いてあったので、公共料金の請求書を用意した。遠方枠で応募したので、本当に県外から来ているを証明する必要があるのだろうか。ともかく、これで準備万端。考えてみれば、松岡さんに会うのも初めてなら、HKT48の公演に参加するのも初めてだ。楽しみになってきた!

午前十一時前に博多に着き、地下鉄に乗り換えて、西鉄劇場のある最寄り駅(西鉄福岡駅)に到着した。西鉄劇場は、HKT48の本拠地だ。AKB48劇場と違って、グループ名が劇場の名前が冠されていないのは、この劇場が専用劇場ではなく、公演のある時だけ間借りしている場所だから、というのはファンの間では有名な話だ。

西鉄劇場は駅と直結している商業施設(ソラリアステージ)の中にあった。そのため、駅から降りて外に出ることなく、そのまま劇場へ行けるという特徴もある。ぼくが駅ナカにあるエスカレーターを駆け上がると、六階のフロアに劇場の入り口が見えてきた。「ここがHKTの本拠か!」と心の中で叫んだ。

映画館のようなロビーには、重厚な木の扉があり、その上には「NISHITETSU HALL」の文字があった。この扉を開けると、その先が劇場になっているのだ。ちなみに当時のHKT48はまだ指原莉乃さんが在籍していた。AKBグループの中でも、勢いのあるグループという印象だった。

チケット発券ブースで必要書類を提示、発券してもらって、荷物をクロークに預ける。トイレに行ってから待機列に並び、入場の瞬間を待つ。周囲には四百名近いファンがいただろうか。男女の比率は圧倒的に男性が多く、ぼくと同様、ガチオタの中年男性も少なくなかった。

運営スタッフから入場開始のアナウンスがあり、金属探知機のゲートをくぐって、劇場に入った。フロアの奥にステージがあり、その前に客席がずらりと並んでいた。この席は可動式になっており、公演によっては配置が変わったりするそうだ。劇場の大きさとしては、ＡＫＢ48劇場より少し広いようだった（最大四七六席）。何度も言うが、ファンクラブに入ってまだ二カ月なのに二度目の劇場公演である。

遠方枠エリアに案内され、無事着席、ペンライトを取り出した。さあ、いよいよだ。

定刻の十二時三十分、オーバーチュア（ライブが始まる前に流れる、クラブミュージックのような音楽）が始まり、ステージにメンバが登場した。十六名のメンバさんが歌って踊る中、ぼくは目当ての女性を探した。松岡はなチャンを発見した時は「本物だ！　かわいい！」と大興奮だった。テレビで見るのと実物ではやっぱり大きな違いだった。

一曲目は「手をつなぎながら」という当該公演の名称にもなっている定番曲だった。アップテンポでちょっと切ないメロディを聞きながら、ぼくはふと過去のことを思い出した。前記のように、博多を訪れたのは二〇〇三年（平成十五年）に宅建士の登録実務講習で訪れて以来だった。宅建士試験合格者のうち、不動産業界の勤務実績が二年に満たない人を対象にした講習会があり、宅建士免許交付を受けるには二年以上の実務経験もしくは登録実務講習修了が要件となっていたからだった。

その後、時が過ぎて、ぼくは小嶋陽菜さんがメインボーカルの「シュートサイン」のＰＶを見て、たまたま小嶋さんの背後に、かわいらしい子を発見した。それがＨＫＴ48の松岡はなちゃんという女性であることを知り、どうしても会いたくなり、今回、劇場公演のチケットを取って、博多までやって来た。つまり一度目の博多行きが偶然なら、今回の博多行きも偶然なのだ。

もっとも偶然も二度重なれば必然となるという言葉があるように、ぼくの人生の中ではどちらの博多行きも避けては通れないものであった。さらに、一度目の博多行きも自分から行きたかったわけではなく、二度目の博多行きもたまたま行くことになった経緯を考えると、ぼくは博多という土地に引き寄せられているような気すらしてくる。オカルトと言えばオカルト的な発想だが、どうやらぼくはこの地に縁があるようだ。

話が脱線したので、元の軌道に戻そう。公演が進むうちに出演メンバで目のくりくりしたかわいらしい女性を発見した。松岡はなチャンが気になり、博多までわざわざやって来たにも関わらず、なぜかぼくは同じHKT48の別の女性が気になり始めていたのだ。我ながら気が多いことおびただしかった。

小柄でちょっとハスキーな声の持ち主、そう、これがHKT48の推しメンになる外薗葉月さんとの最初の出会いだった。当たり前の話だが、アイドルとファンの関係は、一対一である必要などどこにもない。込山チャンの他に、別の推しメンがいても構わないのだ。事実、複数の推しがいるオタクは少なくなかった。

ぼくはステージを見ながら改めて「かわいらしいコだな…」と思った。推しメンとの出会いは突然やってくる。後で調べたところ、「福岡県出身、誕生日は一九九九年一月十七日」とは公式サイトの記述である。ぼくは当時十八歳の彼女に一目ぼれしたのだ。これでぼくの推しメンは込山チャンと外薗さんの二人になった。

時間を戻そう。この公演で「上手と下手」という舞台用語を覚えることができた。ステージから見て左側が「上手」で右側が「下手」である。開演前の出演メンバによるアナウンスでいきさつは失念したが、舞台の「上手と下手」の話になった。こういった普段意識していないことに触れることで、知識が増えていく。

アスペルガー症候群の特性もあり、ぼくは他人と接するのは苦手だ。ただ、ぼくの知らない世界をそれとなく教えてくれる人には感謝している。むろんそれがアイドルの女の子であっても同じことだ。余談だが、「上手」は「かみて」で「下手」は「しもて」と読む。「じょうず」ではないし、「へた」でもないので、念のため、申し添えておく。

公演が終わると、ぼくは日常に戻った。総務部での仕事は厳しさを増していた。グループウェアの導入で月次処理として行っていた勤怠管理の作業も消滅、ぼくが担務していた業務はくだんのグループウェアに次々と置き換えられていった。楽しいオタ活とは裏腹、つらい現実が待っていた。

また、高校生になった愚息は中高一貫校のハイペースかつ密度の濃い授業についていけなくなり、定期試験のたびに単位が取れるか否かでやきもきしなければならない状態だった。補欠合格だからやむなしの面はあるが、今さら、公立高校に転校させるわけにもいかず、苦悩の日々が続いていた。彼自身も何とか単位を取得して、卒業までこぎつけたいという意向だったので、親としてはサポートするしかない。

公私ともに課題山積、ストレスがたまる一方の日々の中、唯一の癒しは48グループの存在であった。外薗葉月チャンはＳＮＳで積極的に情報発信していたので、スケジュールが合えば、配信を見ていた。思うようにいかない日々の中、ほんのひと時だが、現実を忘れることができた。

「現実逃避しても何の解決にもならない」という意見もあるが、世の中、耐えがたいくらい辛いことも起こる。そんな状況でも生きていくには現実逃避も必要である。

## 個別握手会に初参加（ＳＫＥ48／インテックス大阪）

二〇一七年（平成二十九年）八月五日、ぼくはインテックス大阪にいた。この会場は関西最大級の国際展示場で、広大な敷地には六つの展示場があった。そのうちの一つで、ＳＫＥ48のメンバと握手ができるイベントが開催されるのが、ここまでやってきた目的だった。そう、握手会に参加するためである。

ＳＫＥ48の握手会に行きたくて、ぼくは「意外にマンゴー」という最新シングル（当時）の劇場版（個別握手会への参加資格を有するＣＤのこと）を購入した。ＣＤ一枚につき、一枚の握手券が付いており、それを使って握手ができるのだ。ＡＫＢグループのファンの間ではお馴染みとなっているやり方だ。

ちなみに「個別握手会」とは特定のメンバと握手できる握手会のことである。後述する「全国握手会」とはややシステムが違って、ＣＤの購入時に握手したいメンバをファンの側が選ぶのだ。ＣＤ一枚につき、一人のメンバさんと握手が可能。ただし、持ち時間は一枚につき、十秒だ。緊張しているヒマはない。

CDの買い方も簡単に書いておこう。この劇場版CD、店頭販売はなく、販売している会社のサイトで会員登録して、購入することになっている。言い換えれば、レコード屋にふらっと訪れても、買う事はできないのだ。自然とハードルが上がり、ガチオタを含めた根っからのAKBファンが買うケースが多くなる。

ぼくはパソコンで当該サイトに接続、会員登録を無事に済ませ、松村香織さん（当時二十七歳、48グループの最年長メンバ。現在は卒業して、タレントとして活動中）の枠で一枚購入申請した。枠というのはそのメンバが会場にいる時間帯のことで、これによって握手できる相手を指名することができるのだ。

と簡単に言っては見たが、この劇場版CD、抽選になっていて、必ずしも購入できるわけではない。高倍率でなかなか取れない枠もある。当たり前の話、人気のメンバになればなるほど握手したいファンが多くなり、そのぶん、競争率が高くなるのだ。幸い、ぼくは指定した枠を無事に買うことができた。

松村さんに会いに行きたくなったきっかけは五月のSKE48のコンサートにある。軽妙なトークでMCを盛り上げる彼女を見て、「おもしろそうな方だな。一度、会いに行こう」と握手会の機会を待っていた。そこへ「意外にマンゴー」が発売され、プロモーションの一環として関西で握手会が開催されることになり、この機会を逃がしてはならぬとばかり、ぼくが申し込んだという流れだ。我ながら気が多い！

握手会の前日、ぼくは会場までの行程を確認した。アスペルガー症候群の特性により、空間認知に難があるため、地図やアプリを使っても迷うことがあるので、注意が必要なのだ。うっかり枠の時間に間に合わなかったら一大事だ。頭の中で予行練習を繰り返した。

続けて、手の甲や指のムダ毛を剃った。ぼくは普通の毛深さだと思うが、松村さんが握手をする時に、不快な印象を与えてはいけないと考えたのだ。もちろん、毛深いのが気になるか否かは人の好みである。ただ、つるつるの方がより印象が良いのではないかと、自分なりに考えた結果、剃ることにしたのだ。

鼻毛も専用のハサミで切り揃えた。万が一、彼女から至近距離で顔を見られた時、鼻毛が出ていたらかっこ悪いと思った。手の爪も伸びていたので、爪切りで切った。これは握手をする以上、当たり前の気遣いだ。とにかく自分としては最大限、相手に嫌な印象を与えないよう身だしなみを整えたつもりだった。

「オジサン」であることは変えようがないが、身だしなみはきちんとしたいし、気持ちよく握手していただきたいと思うのが普通の感覚だと思う。

SKE48の公式サイトで松村香織さんのプロフィールを事前に確認した。「埼玉県・和光市出身、一九九〇年生まれ、愛称は『かおたん』SKE48の三期生」と書いてあった。かおたん。口にするとより親しみが沸いてきた。

夏場だったので、前夜はシャワーを浴び、いつもより念入りにシャンプーで頭を洗い、ボディソープで顔と体を洗った。曲がりなりにも握手という肉体的な接触がともなうイベントである以上、こぎれいにするのはもちろん、体臭などにも細心の注意を払いたかった。楽しみな反面、不安もいっぱいだった。


当日は制汗スプレーをしてから、洗い立てのポロシャツとジーンズに着替えた。カッコイイかはともかく、なるべくこざっぱりした恰好を選んだつもりだ。ヒゲが伸びているとオジサン臭さが際立つので、電気カミソリでヒゲを剃って、少し早めに最寄りの駅（中ふ頭駅）に向かった。自宅から電車を乗り継ぎ、一時間二十分あまりで会場に到着した。

会場の入り口付近には、握手会に参加する人たちがわらわらと集まっていた。いつもより男性の比率が高いだろうか。生誕祭Tシャツ（生誕祭を記念して発売されるTシャツ。当該メンバを推している人が着ていることが多い）を着たオジサンがたくさんいて、「現場に来たな」と実感した。

ほどなく入場時間が来たので、会場へ。握手券と身分証明書を入口で提示、金属探知機のゲートをくぐると、そこは握手会レーンがずらりと並ぶ別世界が広がっていた。だだっぴろい会場には、いくつものブースがあり、いたるところにファンが行列を作っているのだ。まるで線を引いたようだった。

握手会は「第○部」と時間帯が設定されていて、それぞれのレーンにメンバさんが一人ずつ待機している。ファンは指定の時間に、指定されたレーンに行けば、指定のメンバさんと握手ができるという形だ。またメンバさんはレーンにいる時間が短いこともあれば、長いこともある。メンバさんによっては朝から晩までレーンを開設しているくらいだ。

前記のように参加者はオジサンが多いが、女性ファンもチラホラいる。そんな光景を眺めながら、ぼくは思い出した。会社では部長から「権田、オマエ、口をクチャクチャ言わせていて、気持ち悪い。何とかならないのか！」と言いがかりをつけられ、それに対処するための薬を主治医から処方してもらうハメになった。相当なストレスがかかっていたのか、体は悲鳴をあげていた。

うつの傾向があるぼくは（あくまでうつ病は小康状態であり、いつ再発してもおかしくなかった）、ストレスが溜まると、気分が落込み、憂うつになり、何をするにもやる気がなくなり、体もだるくなるのだ。この日も心身ともにクタクタだったが、オタ活（劇場公演や握手会に参加すること）の時だけは元気だった。

レーンに並ぶ前にトイレで歯を磨き、手を洗った。口臭は気になるので、リュックサックに歯磨きセットを常備している。中には、オジサンファンにストレスを感じるメンバさんもいると聞いていたので、負荷が少しでも低減できるように努めている。

レーンの入り口で握手券と運転免許証を提示して、順番待ちの列に並んだ。本人が待機しているブースの前に長机とカゴが置いているのだが、ここで空いているカゴに荷物を置く（メンバさんと対面する際は原則手ぶらである）決まりだ。

カゴに荷物を入れて、ブース前で運営スタッフの方に握手券を渡して、手の甲を見せる。傷の有無や爪の伸び具合を見ているようだ。ここで、問題ありと判断されたら、参加できなくなることもあり得る。やはり、事前準備が欠かせない。

無事に最終チェックをパスして、松村香織さんと対面した。ぼくが「びわ湖ホールのコンサートに参加していた者です。ごあいさつに参りました」とあらかじめ決めていたセリフを口にすると、「ありがとう」と言って、手を握ってくれた。一枚出しなので、握手していただいて、一言だけ交わして終了になるのが通例だ（中には複数枚を出して、ブースでの滞在時間を長くするファンもいる）。

ところが、ここで思わぬことが起こる。何と松村さんから「名刺を渡すから、ちょっと待ってね」と声がかかった。持ち時間はとうに過ぎていたと思われるが、運営スタッフに「私の御用だからこのオジサンをお待たせするように」と目で合図していた（ように見えた）。ペンを取り出して、名刺に日付を書き込んでいた。

「これ、私の名刺。持って帰ってね」

「ありがとうございます！」

ぼくは名刺を押しいただき、軽くお辞儀をしてから手を振って、その場を辞した。

名刺には「岩手県山田町ふるさと大使」と印刷されていた。二〇一一年に発生した東日本大震災で被災した方への支援として、48グループは定期的にメンバさんが現地を訪れ、ミニライブや交流会を開いている。松村さんも現地へよく出かけていたようだ。

握手会は握手以外の行為は厳禁である。その意味では「名刺をいただく」というのも厳密に言えば該当するだろう。ただし、メンバさんから要望があった場合は別である。今回のようなケースはメンバさんの指示に従うのが正解だ。

一般的に、アスペルガー症候群の当事者はルールに厳格で融通が利かないという特性がある。今回のようなケースで「それはルール違反ではありませんか？」と何食わぬ顔で言う方もいるかもしれない。これが場の空気を壊すのだ。

しかし、ぼくは違う。これまでの経験や事前に調べた情報をもとに「この場合はこういう対応が望ましい」といった引き出しを脳のデータベースに蓄積しているのだ。健常者と違って、毎回的確な対応ができるわけではないが、学習によって場の空気を読む行動は可能なのである。

仕事でも類似のケースがある。ＩＴ関連のヘルプデスクをしていた時、お客様からいつも使っているコーヒーチェーンの株主優待券をいただいた。「権田さん、コーヒー好き？　仕事が終わって一人でコーヒーを飲んでますよね？　よかったら使って下さい」と言われ一瞬、考え込んでしまった。

あいにく我が社では、お客さまから金品を受け取ることは禁じられているため、原則としては断るべきところなのだが、大した金額でもないし、相手の心象も鑑みて、今回は受け取った方が無難だと判断した（健常者なら簡単にできるこうした判断も、アスペルガー症候群の当事者には難しいのだ）。お客様からのご厚意はありがたく受けるものだ。

こうして、はじめての握手会は何とか無事に終わったが、今後、握手会に参加するにあたって、ぼくなりに注意したいことも見えてきた。まず、握手券は一枚出しがベストである。複数枚を入手するお金がないからではなく（いや、それもあるか）、ブースにいる滞在時間を短くするためだ。

ぼくの場合、アスペルガー症候群の特性から、つい不用意な言動をしがちだ。それを防ぐため、事前にトーク内容を決めて、臨んでいるが、話す時間が長くなると、話す内容を忘れて、あらぬことを口にするリスクが高まる。メンバさんの不興を買うような言動は避けるべきだし、リスクがあるならリスクヘッジすべきである。

取り返しのつかないことを言ってしまい、運営スタッフのお世話になると、最悪、身分証明書の提示を求められる。この先は担当したスタッフの胸三寸だが、悪質とみなされたら、管理用のサーバに情報が書き込まれて、握手券そのものが取れなくなる事態も想定しなければならない。

ネット上では、中高年のファンがトラブルを起こすと若い人の何倍も悪く言われる。その意味では「オレは客だ！」とあからさまに主張する態度もＮＧである（ぼくは内向的な性格なので問題は起きなそうだが、アスペルガー症候群の当事者の中にはオレ様タイプも少なくないので注意が必要だ）。謙虚さも大切にしたいものだ。

ぼくは松村さんにファンレターを書いて、投函した。ファンレターを書いたのは二十数年ぶりだった。握手をしてもらった時、思いがけず名刺をもらったので、自分の思いを伝えたくなったのだが、このファンレターに関しても「オタク」とそれ以外の方でずいぶん認識が異なる点がある。かつてぼくがファンレターを書いていることを知人に伝えたところ、次のような皮肉たっぷりの言葉が返ってきたのだ。

「ファンレターの返事って、もらったことある？」

「返事は誰が書いているのかな？」

正直に言うと、この手の話には一ミリも興味がない。まず、ファンレターの定義がそもそもわかっていない。ファンレターとは好きなアイドルにこちらから一方的に書きたいことを書いて送っているものだ。ビジネス文書と異なり、相手に返事をする義務はない（返事があればうれしいのは確かだが）。一方通行で構わないのである。

また、返事が来た場合、誰が書いているのかも知りたいとは思わない。本人かもしれないし、周囲のスタッフかもしれない。本人に書いた内容が伝われば十分である（むろん伝わらないことも多いだろう）。ビジネス文書に上司の代理発信があるくらいだから、ファンレターの返事も代理があるかもしれないと認識している。

つまりぼくたちは、こうした裏事情も全てわかった上で、好きなアイドルにファンレターを送るという行為自体を楽しんでいるのに、まるでアイドルがファンをダマしているかのように言われるのは心外だ。お前ら、レベルが低すぎるだろ！　オタクを馬鹿にするな！　…少々、ヒートアップしてしまったので、この稿はここで終えようと思う。

## 全国握手会に初参加（ＡＫＢ48／神戸国際展示場）

二〇一七年（平成二十九年）八月二十日、ぼくは神戸国際展示場にいた（神戸最大級の国際展示場で、三つの展示場がある）。前回はＳＫＥ48だったが、今回はＡＫＢ48の「全国握手会」に参加するためである。「全国握手会」は「個別握手会」とはややシステムが異なるので、最初にちょっと説明したい。

全国握手会とは初回限定盤と呼ばれる市販のＣＤを購入すると、参加できる握手会のことである。レコード屋などで普通にＣＤが買えるため、決まったサイトでしか予約できない劇場版よりも敷居が低いのだ。初回限定版のＣＤには握手会参加券が一枚付いてくるので、これを使って参加する。

全国握手会は、新しいシングルが発売されると、プロモーションとして、首都圏を中心に全国各地で開催されている。個別握手会と違うのは、ミニライブなどのイベントも行われることである。新曲も聞けて、握手もしてもらいと、盛りだくさんのイベントであることは間違いない。

神戸国際展示場の敷地内には、握手会に参加する多くの人たちが集まっていた。その日の神戸は朝から蒸し暑く、タオルを首に巻き、水分補給する人も多くいた。夏の甲子園の開催期間中だったこともあり、ラジオを持参して、中継を聴いている人もいた。いつもの雰囲気とは少しだけ違っていた。

お一人様の中高年、家族連れ、中学生のグループなど、年齢層は多様だ。普段はガチオタが多いのだが、やはりCDが普通に店頭で買えるぶん、ライトな客層も少なくないのだろう。もっとも、中には握手券を十枚以上持っている人もいた（高校生くらいの男性だったが、シングルCD一枚で千五百円としても、一万五千円である。世の中にはずいぶん羽振りのいい若者もいるものだ）。

今回の握手会は、枠がなく、早く並んだ順に会場内へ入れることになっていた。その待機列に並んでいて、気になったことがある。もしも行列に並んでいる間に、トイレに行きたくなったらどうしようと心配になった。トイレにいく場合は、いったん行列から離れなければならないのだ。そう、会場内のこのあたりにはトイレがないのだ。

現地に着いたのは午前九時を少し回った頃だったが、ミニライブ開始は十二時半、終演は十三時三十分を少し回るだろうから、四時間はトイレに行けない。しかし、列を離れたら最後尾から並びなおさなければならないので、朝から並んだ意味がなくなる。悩んだあげく、ぼくは水分を控えることにした。

ぼくよりも前に列に並んでいた人たちを見ると、レジャーシートや小型のイスを持参して、長期戦に備えている人がチラホラいた。彼らの場合、トイレなどで行列を離れても、すでに場所が確保されているので、もとの場所に戻ってくることができていた。こういう人たちはきっと場慣れしているのだろう。また一つ勉強になった。

十一時三十分を少し回った頃、会場内への誘導が始まった。いつものように手荷物検査と金属探知機によるボディチェックを受け、整理券を受け取り、中に入った。広い会場にはステージがあり、その前には観客エリアが設けられていた。ここでまずはミニライブが行われるのだ。

運よく、前の方のブロックが割り当てられたので、そそくさと自分の立ち位置を確保、開演を待つことにした（ミニライブは原則、オールスタンディングである）。ステージ上には大型のスクリーンがあり、開演まで、プロモーションビデオが流れていた。ぼくはそれを食い入るように見ていた。

十二時三十分、待ちに待った瞬間がやってきた。オーバーチュアとともにお約束のコールが始まり、メンバがステージに現れた。ぼくは込チャンを必死で探した（彼女を発見した時の興奮は今でもよく覚えている）。

新曲を含むいくつかの楽曲を聞きながら、例によってノリノリで楽しんだ。現場はやっぱり、最高だ！

ライブでは楽曲だけでなく、MCも楽しみの一つだ。何度も言うが、曲の合間にちょこちょこっとしゃべるのではなく、仕切り役が各メンバに話を振りながら、進行していくのだ。メンバ同士の漫才のような掛け合いや独特のトークを間近で見ることができる。思えば、ぼくが松村さんを知ったきっかけになったのもこのMCだ。

ライブの後半になると、ステージからメンバが客席に降りてきて、サインボールを投げ入れる。観覧エリアは金属製の柵で囲まれ、その間が通路になっている。そこをメンバが歩きながら手に持ったサインボールを投げ入れるのだ。AKB48のライブではお馴染みのイベントで、観客は我先にボールをゲットしようと大盛り上がりだった。

「まゆゆ」の愛称で知られる渡辺麻友さんが通過した時は思わず息を飲んだ。ぼく自身、いわゆる選抜メンバをこんなに近くで見たのは初めてだった。「うん、選抜メンバはやはりオーラがすごい！」。単純にそう思った。研究生など知名度の低いメンバを応援するのもオタクなら、有名メンバに感動を覚えるのもオタクの楽しみである。

終演後、トイレに直行した。さすがに四時間ガマンするのは辛かった。握手会は別の建物で行われることになっていたが、ミニライブに引き続いて、トークショーがあるという告知があったので、それを見てから握手会の入場待機列に並ぶことにした（トークショーには先般の生誕祭に参加した、村山彩希さんが出演していた）。

トークショー終了後、いよいよ握手会の待機列に並ぶ。握手会の会場はミニライブが行われた建物の向かい側にある建物だった。ここでも、金属探知機によるボディチェックを受けた。お目当ての込山榛香チャンは他のメンバ二人とグループになった三人レーンに配置されていた。レーンに並ぶ前に歯を磨き、石鹸で手を洗った。

握手券を入口で確認してもらい、列に並んだ。周りを見渡すと、オジサンが多く、若い人は少なめだった。レーン備え付けのカゴに荷物を置き、いよいよご対面！　と思ったら、ここでちょっとしたアクシデントが起きた。三人レーンの場合、三人全員と握手するのか、それとも任意の一人なのか、わからなかったのだ。まずい！

戸惑いながらも、流れに身を任せて前に進むと、三人レーンの最初は佐々木優佳里さん、ぼくは彼女があまりにキレイだったので、ガチガチになり、下を向いてしまった。「こんにちは」と手を差し出すのがやっとだった。彼女はその手を握り返してくれた。

続けて、二人目の方の前にいくと、やはりこの人も握手をしてくれた。ということは、三人レーンの場合、誰か一人ではなく、三人全員と握手が可能だったのだ。ただ、残念ながら彼女が誰なのかはわからなかった。二人目の方との記憶はすっかり頭の中から抜け落ちているくらい、緊張していた。

その時、「どうしたの?」と優しく声をかけてくれた人がいた。聞き覚えのある、やや高い声、そう、込チャンの声だった。ぼくは我に返った。「ここは握手会の現場。緊張している場合ではない!」と気合いを入れなおした。そもそも一枚出しのぼくは、わずかな滞在時間しか許されていないのだ。

ぼくは何とか顔を上げ、込チャンの顔を見た。ステージ衣装を着た彼女が立っていた。「楽しみにして来ました」とぼくは何とか右手を差し出した。それを聞いた彼女が「まあ、カワイイ!」と言って、ぼくの手を握り返してくれた。これがAKB48の推しメン、込山榛香チャンとの最初の握手の顛末である。

ぼくは緊張した面持ちで、彼女に向って、手を振ってから、その場を辞した。

ぼくは足早に電車に乗り込み、家路についた。推しメンとの最初の握手会は反省することばかりだった。まず、三人レーンの場合、三人全員と握手するのか、任意の一人なのかがわかっていなくて、その場でオロオロしてしまった。現場オタとしては、こういうことは事前に調べておくのが基本である。

数日後、ぼくは握手会を主催しているレコード会社の窓口に電話を入れて、現場での動き方を改めて確認した。「複数人レーンの場合は全員と握手して下さい。スルーされるとショックを受けるメンバさんもいますので、よろしくお願いします」とのことだった。結果的には三人と握手はできたが、万が一、任意の一人だと勘違いしていたら、ルール違反を犯すところだった。

また、握手をする際はファンから手を差し出し、ファンから手を放すようにとアドバイスを受けた。当時の記憶と辿ると、佐々木さんと込山チャンに関しては、自分から手を差し出すことができていた。ただ、二人目の方は顔も覚えていないくらいだから、はっきり大丈夫だったと言うことができない。これは大いに反省する必要がありそうだ。

十秒あるかないかの持ち時間とはいえ、トーク内容を印刷せずに出かけたのも失敗だった。ぼくの場合、アスペルガー症候群の特性により、現場でうかつなことをしゃべってしまう可能性があるからだ。それに加えて、本物はテレビで見るよりずっとキレイである。緊張するのが当然、だとしたら話す内容は事前に暗記して、少しでも、気持ちを落ち着かせるの

参加したイベントのチケットは大切に保存している

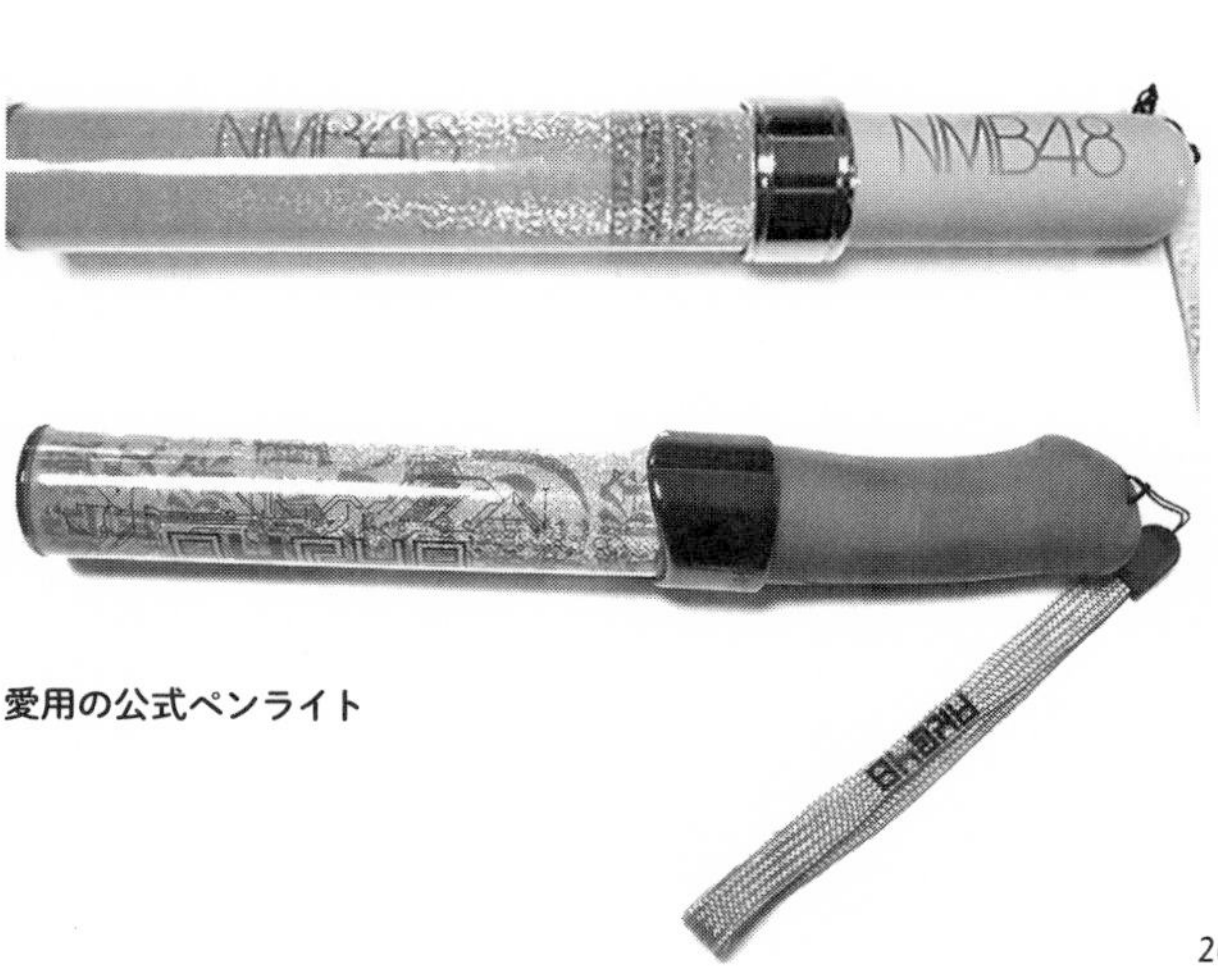


愛用の公式ペンライト

が正解だろう。

ともかく改善点は見えてきた。誰でも最初はうまく対応できないもの、次回以降にどれだけ不具合を修正できるかが大切だ。アスペルガー症候群の特性により、出来ることと出来ないことがあるぼくだが、仕事でも人間関係でも、学習によって改善ができることは証明済みだ。アイドルオタクの世界でも、十分に楽しんでやっていけるはずだ。

# 権田真吾のアイドルオタク年表

**本書の最後に、ぼくのアイドルオタクの変遷を年表でまとめました。アスペルガー症候群の特性により、興味のあることにとことんのめり込むぼくが、大好きなアイドルに極端なほどハマっていく様がよくわかることでしょう。ではご覧ください。**

**1978年**

同じクラスの同級生3人で隣町のレコード店に生まれてはじめてレコード（ドーナツ盤）を買いに行く。買ったのは沢田研二の「LOVE（抱きしめたい）」。当時は沢田研二が好きなちょっとオマセな小学生だった（ちなみにいっしょに買い物に行ったのは2人とも女の子だった）。

**1979年**

「ザ・ベストテン」を毎週見るようになる。時々、リクエストはがきも書くようになっていた。山口百恵やピンク・レディーにも興味を持つようになっていた。

**1981年**

近藤真彦（マッチ）がお気に入りになる。テレビやラジオで曲が流れると必死になって聴いていた。お気に入りは「ギンギラギンにさりげなく」だった。

**1983年**

生まれてはじめて貸しレコード店の会員になり、レコードを借りる（中森明菜のセカンドアルバム、「バリエーション〈変奏曲〉」だった）。セカンドシングル「少女A」の歌詞が気に入って彼女のファンになる。この年、生まれてはじめてLPレコードを買った。彼女の4thアルバム「NEW AKINA エトランゼ」。地元のラジオ番組にたびたび投稿するようになる。文才があったのか、ハガキの内容を全部読んでもらったこともあったし、名前だけ紹介されることもたびたびあった（いわゆる歌謡曲のリクエスト番組のリスナー）。

**1984年**

地元のラジオ番組への投稿回数がさらに増加（リクエストしていたのは中森明菜の曲）。名前を呼ばれる回数が増える。

**1985年**

わらべの倉沢淳美が好きになる。8月に大阪サンケイホールのコンサートに参加（生まれてはじめてアイドル歌手のコンサートに行ってきた）。ちなみに生まれてはじめて買った写真集も倉沢淳美さんのもの。レッツゴーヤング（NHK）をほぼ毎週欠かさず見るようになっていた。中森明菜や倉沢淳美が出るときは必須。部活仲間の誘いを断って練習終了後に急ぎ帰宅することもあった。

**1986年**

「夕やけニャンニャン」を見るのが日課になる。おニャン子クラブのファンになり、西宮球場でのサマーコンサートにも参加。高井麻巳子さん（現AKB48グループの楽曲を手がけている秋元康氏の奥様）のファンだった（後に生稲晃子さんに推し変する）。アルバムやシングルレコードはほぼ買いそろえていた。

**1987年**

大学入学前に地元大阪で行われたおニャン子クラブのスプリングコンサートに2日で3公演参加。声がつぶれて1週間ほどガラガラ声だった。渡辺美奈代のアルバムを部活の部室に持ち込んだところ「そんなもの聴くようなヤツはけしからん！」といった趣旨の言葉を先輩からかけられる。⬇聴いている音楽と競技レベルに相関関係はないのにひどいなと思った（高校時代の恩師に聞いてもその通りという回答）。レース前に集中力を高めるために音楽を聴いていたら「不謹慎」と咎められる。⬇バカばっかりでやってられないと思った。

**9月**、おニャン子クラブの解散コンサート（国立代々木競技場第一体育館）に当選するも、試合の応援と重なり、参加できず。怒りが込みあげる。今でも半券がついたままのチケットを見ると複雑な心境になる。

**1988年**

工藤静香のファンになる（元おニャン子クラブの人気メンバ。当時の会員番号は38番）。6月の大阪厚生年金会館（現オリックス劇場）のコンサートにも大学の同期と参加。終演後の歌番組の生中継にも入っている。年末、部活仲間でスキーに行くことになっていたが、生稲晃子のコンサートと重なり、コンサートを優先（12月29日と12月30日の2日連続公演。場所は大阪・フェスティバルホールの中ホール）。

**1989年**

工藤静香だけでなく、渡辺満里奈のコンサートにも参加するようになる。工藤静香のアルバムはリリースされるごとに買っていた。何度も聴くうちにほぼすべての曲をフルサイズそらんじていた。

**1991年**

渋谷公会堂で行われた工藤静香のコンサートに参加する。定時退社したので、先輩社員に「権田、デート?」「いえ、渋谷で用事です」「何の用事?」「工藤静香のコンサートです」。先輩社員は絶句した。親会社の情報システム部門に出向した際の懇親会でカラオケに行く。誤って先方の管理職と同じ曲をエントリしてしまい、大ひんしゅくを買う（当時は曲名表示ではなく、番号表示なので、イントロが出るまで判別しにくかった）以後、カラオケは出禁になった。

**1992年**

工藤静香のラジオ番組で紹介されたCoCoの「夢だけ見てる」を聴き、ファンになる。五月十七日の武道館コンサートに大学時代の同期と2人で参加（瀬能あづさの卒業コンサートだった）。ファンクラブの会員になり、活動開始7～8月にかけて、サマーコンサートで首都圏5カ所を回る（平日開催時は年休取得していた）
⬇周囲にはコンサートで休んでいることが分かっていたようだ。

**1993年**

ＣｏＣｏのコンサートツアーに参加。春と夏合わせて十数カ所を回る。夏は名古屋まで遠征した。

**1994年**

ＣｏＣｏが解散。8月21日の解散コンサート（東京ベイＮＫホール）と解散記念イベント（ニッポン放送・銀河スタジオ）に参加。ニッポン放送のイベントには往復はがき１２０通を手書きして応募、当選券を手に入れる。ＣｏＣｏの時代から好きだった羽田惠理香のソロイベントに出かける日々が続く（都内のライブハウスや大学の学祭など）。

**1995年**

10月、映画「バースデイプレゼント」を大阪市内の映画館で見る（エンディングで使われていた福山雅治の「Message」が気に入った）。⬇のちに福山雅治の曲を聴くようになるきっかけになった。

## ２００５年

大阪城ホールで開かれた福山雅治のデビュー15周年ライブに立ち見席で参加。「MELODY」が印象に残っている。

## ２００６年

ＡＫＢ48がメジャーデビューシングル「会いたかった」をリリース。この頃からＡＫＢ48に興味はあったが、当時は何せ、子育て真っ最中で、テレビで偶然目にしたときに見る程度だった。

## ２０１７年

**3月**、ＡＫＢ48の47thシングル「シュートサイン」（小嶋陽菜の卒業ソング）を聴いて、やはり現場オタをやりたいという思いが強くなり、ファンクラブ（二本柱の会）に入会。推しメンは込山榛香さんを選んだ。

**5月6日**、滋賀県大津市にあるびわ湖ホールで行われたＳＫＥ48の全国ツアーの夜公演に参加。４階席の最後尾というロケーション。

**6月3日**、ユニバーサルスタジオジャパンの48グループライブに参加。間近で山本彩や向井地美音を見た。

**6月20日**、東京秋葉原のＡＫＢ48劇場でチーム４公演「夢を死なせるわけにはいかない」に遠方枠で当選。村山彩希さんの生誕祭だった。

**7月2日**、博多にある西鉄劇場でＨＫＴ48の「手をつなぎながら」公演を見る。外薗葉月さんが気に入って推しメンになる。
**8月5日**、インテックス大阪のSKE48個別握手会に参加。松村香織さんから名刺をいただく。
**8月20日**、神戸国際展示場のAKB48全国握手会に参加。はじめて推しメンの込山榛香チャンと握手する。緊張のあまり、下を向いてしまったので「どうしたの？　緊張しているの？」と声をかけられ、我に返った記憶がある。
**9月16日**、NMB48劇場に初めて入場。チームN「目撃者」公演。三田麻央さんの生誕祭。
**10月11日**、大阪城ホールでNMB48のアリーナツアーに参加。アリーナ席中段に着席。
**11月19日**、なら100年会館で行われたAKB48・チーム8コンサート・昼公演に参加。
**12月22日**、大阪ATCホールでHKT48の個別握手会に参加。松岡はなさん、外薗葉月さんと握手。葉月さんに骨折の話をしたところ、「右手、こっちだよね？　今日は来てくれてありがとう！」と言っていただき、感激する。

**2018年**

**2月18日**、大阪・ATCホールでNMB48の個別握手会に参加。市川美織さんと握手。卒業前だったので、最初で最後の握手になった。美織さん卒業後は山尾梨奈チャン推しになる。
**2月25日**、神戸国際展示場でAKB48の全国握手会に参加。福岡聖菜さん、向井地美音さんとまず握手した。向井地さん（愛称はみーおん）はとってもかわいらしくて、ドキドキした。「こんにちは」とあいさつしたら「こんにちは。ライブ、楽しかった？　ウン、そう、また来てね」と言っていただいたが、ぼくからは一言もしゃべる間もなく、終わってしまった。まとめ出し（任意の一人のメンバに対して握手できる時間帯）は推しメンの込山榛香チャンのレーンに行った。右手を負傷されていたので、左手で握手。「どうぞお大事になさってください」と話すと「今度は両手で握手しようね」と返事をしてくれた。

**同2月25日**、神戸・ワールド記念ホール（神戸国際展示場から歩いて3分程度の場所）のＨＫＴ48コンサートに参加。朝から晩まで48グループ三昧。指原莉乃さんが登場すると「りの、りの、りの、りの、りのちゃん！」とオジサンたちの声援がこだました。宮脇咲良さん、松岡はなさん、森保まどかさんも登場。全員がセンターを務めて、1曲ずつ披露するという企画があり、楽しめた。

**3月10日**、マイドームおおさかで48グループセンター試験を受ける（48グループに関する知識を競う試験）。ＮＭＢ48のメンバさんがお出迎え。梅山恋和チャンから文房具セットと手紙を受け取る。

**4月22日**、大阪・ＡＴＣホールのＨＫＴ48写メ会に参加。松岡はなチャン、外薗葉月さんと写メを撮る。

**5月3日**、インテックス大阪のＡＫＢ48の全国握手会に参加。はじめて、横山由依さん（当時の48グループ総監督）と握手した。すごい美人で感動した。

**6月2日**、インテックス大阪のＡＫＢ48個別握手会に参加。込山榛香チャンと握手。総選挙で彼女に投票した旨を伝える。

**6月9日**、インテックス大阪でＡＫＢ48の写メ会に参加する。込山榛香チャン、外薗葉月チャンと写メを撮る。込山さんの分はチェキによる撮影権が当たって、携帯のカメラではなく、チェキで撮影してもらった。
**6月23日**、大阪・ＡＴＣホールでＨＫＴ48の個別握手会に参加。松岡はなチャン、外薗葉月チャンと握手する。
**7月1日**、大阪・ＡＴＣホールでＮＭＢ48の個別握手会に参加。林萌々香チャン、山尾梨奈チャンと握手する（ＮＭＢ48の握手会にはじめて参加）。
**7月15日**、京セラドーム大阪で開かれたＡＫＢ48の個別握手会に参加。込山榛香チャン、川本紗矢チャン、松岡はなチャン、外薗葉月さんと握手する。朝から夕方まで会場にいた。
**9月12日**、なんばのＮＭＢ48劇場でチームＮ「目撃者」公演に参加。当時は山尾梨奈さんを推していた。
**10月5日**、なんばのＮＭＢ48劇場でチームＮ「目撃者」公演に参加。林萌々香チャンの生誕祭（生誕祭とはメンバの誕生日を祝うイベント込みの公演のこと）。
**10月18日**、大阪城ホールでＮＭＢ48の全国握手会に参加。山本彩さんレーンに仕事終わりにも関わらず、３時間20分並んで、握手してもらった。卒業前、最初で最後の握手になった。
**10月27日**、万博記念公園で山本彩の卒業コンサートに参加（3万人動員）。舞台上手の最前列ブロックに陣取る。3時間の長丁場。「３６５日の紙飛行機」をナマで聴き、鳥肌が立った。
**11月17日**、なんばのＮＭＢ48劇場でチームＮ「目撃者」公演に参加。山尾梨奈チャンに会いたくて応募した。
**11月24日**、幕張メッセで行われたＡＫＢ48の個別握手会に参加。込山榛香チャンにどうしても会いたくて、新幹線に乗った。

**12月2日**、インテックス大阪でAKB48の全国握手会に参加。柏木由紀さん（ゆきりん）とはじめて握手した。気さくな方だった。小栗有以チャンと握手したときに「また来てね」と言われてうれしかった。

**12月5日**、なんばのNMB48劇場で「ハッピーハッピーアンダーガールズ」公演に参加。川上千尋さんからジャケ写を受け取る。

## 2019年

**1月6日**、京セラドーム大阪でAKB48の個別握手会に参加。込山榛香チャンと握手した。

**2月3日**、京都パルスプラザでSKE48の個別握手会に参加。松村香織さんと握手。

**2月12日**、林萌々香チャンの卒業公演に参加。

**4月22日**、オリックス劇場で行われたNMB48・チームMコンサート（近畿十番勝負2019）に参加。

**5月3日**、インテックス大阪でAKB48の個別握手会に参加。込山榛香チャンと握手する。

**5月19日**、インテックス大阪のNMB48全国握手会に参加。谷川愛梨チャンや渋谷凪咲チャンと握手できた。まとめ出しは推しメンの山尾梨奈チャンのレーンへ行く。

**5月25日**、エディオンアリーナ大阪でHKT48の個別握手会に参加。外薗葉月チャンと握手する。

**6月13日**、秋葉原のAKB48劇場に2年ぶりに入場。チームB「シアターの女神」公演を見る。公演の感想をSNSに書いたら山邊歩夢チャンからリプが来た。

**7月7日**、NHK大阪ホールで行われたAKB48コンサートの夜公演に参加。1階席、前から6列目という絶好のロケーション。

**7月19日**、NMB48劇場で「難波愛」公演に参加。

**7月27日**、NMB48劇場で「二人部屋」公演に参加（山尾梨奈チャン、安田桃寧チャン）。

**7月28日**、インテックス大阪でNMB48の個別握手会に参加。山尾梨奈チャンと握手した。

**8月8日**、グランキューブ大阪のAKB48・チーム8コンサート夜公演に参加。前から2列目。

**8月12日**、京都パルスプラザでSKE48の個別握手会に参加。福士奈央チャンと握手（浴衣姿だった）。

**9月14日**、インテックス大阪で行われたAKB48・STU48の合同握手会に参加。はじめて、STU48の瀧野由美子さんと握手した。

**9月28日**、NMB48劇場でチームN「N Pride」公演に参加。

**10月5日**、大阪城ホールで行われたNMB48の9周年アニバーサリーライブに見切り席で参加。

**10月19日**、NMB48劇場でチームM「誰かのために」公演参加。

**10月25日**、Zepp Nambaで行われたNMB48・川上礼奈さんの卒業コンサートに参加。

**10月26日**、NMB48劇場でチームM「誰かのために」公演参加（鵜野みずきさんの生誕祭）。山尾梨奈チャンの劇場出演600回目。2週連続当選ははじめて。

**11月14日**、Zepp Nambaで行われたSTU48のコンサートに参加。STU48のライブはこれが初体験。
**11月16日**、エディオンアリーナ大阪で行われたAKB48の全国握手会に参加。チーム8の大西桃香チャンと親しくお話しできた。
**11月25日**、神戸ワールド記念ホールでNMB48・太田夢莉チャンの卒業コンサートにスタンド席で参加。
**12月13日**、NMB48劇場でチームM「誰かのために」公演参加。
**12月19日**、Zepp NambaでNMB48・谷川愛梨チャンの卒業コンサートに参加。

**2020年**

**1月29日**、NMB48劇場で推しメンの山尾梨奈チャンの生誕祭・卒業公演に参加。
**2月23日**、NMB48劇場でチームM「誰かのために」公演参加。3月以降はコロナ禍で劇場公演はできなくなる。

**2021年**

コロナ禍によるイベント規制が緩和され、**5月12日**からAKB48劇場で劇場公演再開。

# おわりに

本書の原稿は二〇一七年（平成二十九年）八月で終わっているが、ぼくの現場オタクの活動はもちろんその後も続いている。劇場公演、コンサート、個別握手会、全国握手会、ミニライブなど、二〇二三年十二月現在、参加したイベントの総数は一〇八回にのぼる。現場オタクとしてはまあ、こんなものだろう。

この間、仕事や家庭で様々なことがあった。

まず仕事では前述の職場を退職し、紆余曲折を経て、派遣社員として肉体労働に従事するようになった。ぼく自身、精神的にも金銭面でも限界に来ていたので、これ以上、希望のない状態で会社に居座り続けるのは難しいと判断したのだ。退職金ももらったし、せいせいしたというのが正直な気持ちだ。

家庭で大きかったのは、家内に内緒でカードローンで借金しているのがバレてしまったことだ。さすがに激怒されると思いきや、家内からは「そこまであなたのことを追いつめてしまって申し訳なかった」と謝罪された。以降は、借金を頑張って返しながら、現場オタクの活動を無理のない範囲でできることになった。

客観的に見れば、家内には迷惑のかけっぱなしだし、頭が上がらない立場であることもわかっている。しかし、人生は長い。アスペルガー症候群という発達障害を抱えているぼくでも、何かできることがあるはずだ。現場オタクの活動を経て、ぼくはほんの少しだけ、前向きに未来へ向き合えるようになっている。

ぼくはアスペルガー症候群とともに五十六年の歳月を生きてきた。本書ではその半生と現場オタクの関係について記してきたが、体裁上、あちこちに話が飛ぶため、ややわかりにくい部分もあったかもしれない。最後にまとめの意味も込めて、これまでの人生を今一度ふり返りたい。

一九六七年、関西の地で生まれたぼくは、幼稚園から小学生にかけて、アスペルガー症候群の特性が顕著になっていった。中学、高校、大学の学生時代はウマの合わない同級生や価値観が異なる上級生とことあるごとに対立、「相容れない」と判断すれば、絶縁も辞さない、ガンコな男だった。

社会に出てからは物覚えが悪い、不適切発言を繰り返すといった問題行動が目立つようになり、上司や先輩社員から厳しい叱責を受けた。努力しても改善できず、心を病んで、自律神経失調症やうつ病を発症した。なぜこんなに酷い状況になるのか、自分でも理解ができなかった。

やがて自分自身に疑問を持ち、同じような失敗を繰り返しては挫折するという状況から、アスペルガー症候群という発達障害の一種に酷似していることがわかり、診断できる病院を探して受診、アスペルガー症候群の診断が下った。これにより、ぼくの問題点の原因が明らかになった。

ぼくの場合、アスペルガー症候群の特性により、場の空気が読めない、他人の気持ちを想像しにくいことから、不適切な言動を繰り返していた。また、「人間、かくあるべし」というこだわりが強過ぎて、相容れない相手と対立していた。さらに計画性に乏しいため、仕事の段取りが円滑にできなかった。

振り返れば、過去に発生した人間関係のトラブルの多くはアスペルガー症候群の特性に起因していたと思われるが、当時は自分が発達障害者であることを知らなかったため、原因は自分の能力不足や気合いの足りなさだと勘違いしていたのである。自分を信じられないのは本当に辛かった。

時間を戻そう。アスペルガー症候群であるとの診断を受けたことで、人間関係のトラブルや仕事での失敗など、これまでの数々の問題は自分のせいではなかったのだと安堵した反面、職場に知られると、解雇されるかもしれないので、障害を第三者に告知しない「クローズド」を志向した。

しかし、職場でイージーミスを短期間で二回も起こす不手際があり、直属の上司から詰問され、やむなく、アスペルガー症候群という発達障害の当事者であることを伝えた。解雇は免れたが、人事考課は急激に悪化、家計を圧迫するくらいまで、給与を下げられた。ここから、とぼしい貯金を食いつぶす生活が始まった。

職場では立場がなく、お金もない。こんな厳しい状況で、唯一の救いになったのが48グループだった。十代の頃からアイドルオタクだったぼくは家内や愚息と別居するようになってから、握手会や劇場公演といった、現場に立つようになった。

「現場オタク」に復帰してからは、当時のぼくを苛《さいな》んでいた「列車に飛び込んだら楽になるかも」という希死念慮から解放された。朝の通勤時、ホームの前にふらふらと出て行って、急行電車に飛び込もうとした瞬間、「あの世に行ったら推しメンに会えなくなる」と思い、寸前で踏みとどまった。ここでもぼくは彼女たちに救われたのだ。

二〇一八年十月一八日には、NMB48の山本彩さんと全国握手会でどうしても握手したくて、会社帰りに三時間行列したり、推しメンの込山榛香さんに会いたくなって、幕張メッセの個別握手会に新幹線で出かけるといった（二〇一八年十一月二四日）、ハードなオタ活もこなし、オタク街道を走り続けた。現場オタクである以上、全身全霊で応援しなければ自分自身が納得できないのである。

「ファン、オタクとはかくあるべし」アスペルガー症候群の当事者によくある、独特のこだわりがぼくのオタ活ルールだ。

さて、コロナ禍では、オタ活は大幅に制限されていた。握手会はオンラインお話会に置き換わり、劇場公演やコンサートは定員を五十パーセントほどにして、マスク着用、コール禁止で行われていた。入場時のアルコール消毒や検温は言わずもがなだ。

おかげでコンサートは落選続き、劇場公演も思うように入れず、フラストレーションがたまっていた。収容人数が半分になり、ファンも現場に飢えているのか、キャンセルしなくなり（AKBグループの場合、キャンセル待ちでチケットが手に入るケースがよくある）、ますます現場が遠くなっていた。

それが最近は、コロナ禍が落ち着いて、かつてのような現場が復活してきた。検温や風邪の症状がある人の入場制限は感染症予防の観点から、今後残ってもやむなしと思っているが、マスク着用やコール禁止は解除される方向だ。ぼくとしては、再び、オタ活にまい進する環境が整ったと言える。

最後になるが、この本を世に送り出していただいた、鉄人社の平林さんをはじめ、関係者のみなさまにこの場を借りて、感謝の気持ちを伝えたい。

ありがとうございます！

権田真吾

アスペルガー症候群のぼくが
アイドルオタクになって救われた話

2024年2月28日　第1刷発行

著　者　権田真吾
発行人　尾形誠規
編集人　平林和史
発行所　株式会社 鉄人社
〒162-0801 東京都新宿区山吹町332 オフィス87ビル3階
TEL 03-3528-9801　FAX 03-3528-9802
http://tetsujinsya.co.jp/

デザイン　細工場
カバーイラスト　石井達哉
印刷・製本　モリモト印刷株式会社

ISBN978-4-86537-269-4　C0076